护理专业学生综合实践能力培养系列教程

U0957290

# 儿科护理学
# 综合实践能力训练教程

ERKE HULIXUE
ZONGHE SHIJIAN NENGLI XUNLIAN JIAOCHENG

主编 朱庆华

郑州大学出版社
郑州

**图书在版编目(CIP)数据**

儿科护理学综合实践能力训练教程/朱庆华主编. —郑州：郑州大学出版社,2020.3(2022.1 重印)
ISBN 978-7-5645-6760-6

Ⅰ.①儿… Ⅱ.①朱… Ⅲ.①儿科学-护理学-高等学校-教材 Ⅳ.①R473.72

中国版本图书馆 CIP 数据核字（2019）第 202963 号

郑州大学出版社出版发行
郑州市大学路 40 号　　邮政编码:450052
出版人:孙保营　　发行电话:0371-66966070
全国新华书店经销
河南文华印务有限公司印制
开本:787 mm×1 092 mm 1/16
印张:12.25
字数:297 千字
版次:2020 年 3 月第 1 版　　印次:2022 年 1 月第 2 次印刷

书号:ISBN 978-7-5645-6760-6　　定价:59.00 元

# 编审委员会名单

# 编委名单


主　编　朱庆华

副主编　张春慧　郭　礼

编　委　（以姓氏笔画为序）

王　玲　郑州大学第三附属医院

朱庆华　郑州大学护理与健康学院

孙　霞　郑州大学护理与健康学院

吴金凤　郑州大学第三附属医院

张春慧　郑州大学护理与健康学院

张秋红　郑州大学护理与健康学院

苟　丽　郑州大学第一附属医院

郭　礼　郑州大学第一附属医院

解　硕　郑州大学第三附属医院

# 编写说明

为深入贯彻新时代高等教育“以本为本”、推进“四个回归”的政策精神，全面振兴护理本科教育，落实郑州大学“加强通识、夯实基础、强化实践、激励创新”的本科人才培养途径，在郑州大学出版社苗萱主任的倡议、鼓励和有力推进下，郑州大学护理与健康学院结合近年护理学专业教育发展的特点，针对“本科临床实践能力相对薄弱、临床思维训练不足”的问题，组织郑州大学护理学科中的骨干人才参与编写“护理专业学生综合实践能力培养系列教程”丛书，拟全方位改革实验实践教学体系，尽快提升护理专业学生、新入职护士的护理临床综合实践能力。

该丛书的编写得到郑州大学护理与健康学院、郑州大学第一附属医院、第二附属医院、第三附属医院、第五附属医院、郑州大学附属人民医院（河南省人民医院）、附属中心医院护理部领导及部分专科护士长们的大力支持，各位编委们认真讨论操作细节、案例编制，精心设计操作图片，为丛书出版付出大量心血。该丛书是郑州大学护理学科临床与教学团队的智慧结晶，也是信息技术与实验教学融合渗透发展的体现。经过多轮讨论，将临床最新护理技术操作流程编写到丛书中，并附上了评分标准。

本丛书最大的特色在于：设置案例引导学生建立临床科研思维模式，并依据教育部《护理专业教学质量标准》的要求，增加了护理研究综合实验设计内容，引导学生进阶式开展科研实践见习、实习反思。此外，依据前期对学生的实验实践教学现状调查及征求学生意见，将在校实训与校外实习、见习内容衔接，体现护理技术操作、临床思维训练“一本通”特点。因此，本丛书也可供在校生、在岗护理人员参考。

鉴于丛书编写时间短，参编人员精力有限，可能在具体编写过程中还有部分细节有纰漏，欢迎广大读者积极提出宝贵的修改建议，编委会全体成员将衷心感谢读者的关注，并愿意修订丛书，为促进郑州大学“双一流”高校建设做出应有贡献。

编委会

2019 年 8 月 28 日

# 前言

儿科护理学是一门研究儿童生长发育规律及其影响因素、儿童保健、疾病防治与护理，以保护和促进儿童健康，提高其生命质量的一门专科护理学，是护理学的临床专业课程之一。儿科护理学实验课是儿科护理学中的重要部分，以训练学生实际操作能力为主要目的，同时培养学生的人文关怀能力、团队合作能力、临床紧急情况的应急能力等。通过实验课训练，让学生掌握儿科常见病的护理及儿科基本护理技术操作，培养学生的临床思维、分析及解决问题和实际操作能力，使学生树立“以儿童及其家庭为中心”的现代护理理念，在学习和实践中培养学生良好的职业素质及技能。

本书在编写体例上突出“以儿童及其家庭为中心”，以护理程序为框架，通过临床案例和常用操作解释语将临床沟通与护理技术操作有机结合起来，引导学生建立临床思维，提高临床观察、分析及解决临床实际问题的能力。本书不仅可作为护理专业学生在校期间儿科护理实训的教材使用，也可为新入职护士提供学习参考。

本书共分六个模块，其中模块一至模块五为单项技能操作，分别为婴幼儿日常护理技术、测量技术、新生儿诊疗护理技术、穿刺与给药技术、急危重症患儿护理技术，每个模块下选择儿科临床护理最常用的技术如更换尿布法、儿童体格生长指标测量、婴儿培养箱的使用法等共25个项目，旨在培养学生单项技术操作能力。模块六为儿科护理综合实践能力训练，选择儿科临床常见病如肺炎、腹泻、惊厥等共7个项目，旨在培养学生团队合作能力、沟通能力及临床思维能力以提升整体护理能力。

本书编写团队由郑州大学护理与健康学院儿科护理教学组骨干教师、郑州大学第一附属医院和郑州大学第三附属医院儿科护理临床专家组成，他们均长期工作在儿科护理教学及临床一线，具有多年儿科护理教学与临床实践经验。

本书各部分编写分工如下：郭礼、张秋红老师负责编写模块一，模块六的项目四、项目五；苟丽、朱庆华老师负责编写模块二，模块四的项目一、项目二，模块六的项目二、项目六；孙霞、吴金凤、王玲老师负责编写模块三，模块六的项目一、项目三；张春慧、解硕老师负责编写模块四的项目三、项目四，模块五，模块六的项目七。

本书在编写过程中查阅了大量资料,参考、引用了同道学者的研究成果,在此向他们致以深深的谢意。

本书编写得到了郑州大学护理与健康学院各位领导的帮助和支持,以及郑州大学第一附属医院和第三附属医院有关临床专家的指导,在此一并致以衷心的感谢。

由于时间仓促,书中难免存在漏误和不足之处,敬请同道斧正,以便我们进一步修订完善。

编　者

2019 年 5 月

# 目录

# 模块一　婴幼儿日常护理技术

# 项目一 更换尿布法

## 【实验学时】

1 学时。

## 【实验类型】

技能型实验。

## 【学习目标】

1. 能正确说出更换尿布的目的、方法等。
2. 能正确更换尿布。
3. 能熟练与婴儿家长交流,适时进行健康教育。

## 【实验目的】

1. 保持臀部清洁、干燥、舒适。
2. 预防臀部皮肤破损,减少臀红的发生。
3. 观察婴儿大小便的量、性状、颜色等情况。

## 【临床案例】

婴儿张轩,男,39 周足月儿,生后 1 d,体重 3 000 g。

## 【实验准备】

1. 环境准备:温、湿度适宜,避免对流风。
2. 物品准备:纸尿裤或尿布、尿布桶、小毛巾、温水或湿纸巾。
3. 护士准备:着装整洁、修剪指甲、洗手、戴口罩。

## 【操作步骤】

(一)操作前核对、评估、与婴儿家长沟通

1. 核对婴儿的床号、姓名、性别、年龄等信息。
2. 评估婴儿周围环境、光照情况。
3. 评估婴儿,检查臀部皮肤情况。

参考解释语：

您好，能告诉我您宝宝的床号和姓名吗？（家长：3 床，张轩。）

轩轩妈妈，我是轩轩的责任护士李××，刚才轩轩爸爸告诉我他感觉轩轩拉大便了，是吗？（家长：是的，我们俩正在为不会给孩子换尿布犯难呢。）

轩轩妈妈，别担心，现在我来为轩轩更换尿布，您和轩轩爸爸也可以看看学习一下。（家长：好的。）现在室温是 23 ℃，您放心，宝宝不会冷的。（家长：谢谢。）

（二）操作过程

1. 携用物至床旁，洗手或手消毒，核对床头卡及婴儿腕带信息。

2. 放下床栏，松解包被，拉高婴儿上衣。

3. 解开尿布，护士一只手握住婴儿双腿并抬高，另一只手用尿布前端较清洁处从前向后擦拭婴儿会阴部及臀部，将擦拭后部分遮盖污湿部分垫于婴儿臀下。

参考解释语：

轩轩的确是拉大便了呢。（家长：李护士，轩轩的大便为什么是这种颜色呀？这正常吗？）轩轩妈妈，这是正常现象，这是轩轩出生后第一次排便，这种大便叫胎便，颜色是墨绿色的，比较黏稠，一般 2～4 d 排完后即转变为正常新生儿大便，由深绿色转为黄色。（家长：哦，知道了，谢谢。）

4. 用湿巾或温湿小毛巾从前向后擦净臀部皮肤，注意腹股沟等皱褶部分。

5. 护士用一手轻轻提起婴儿双腿，使臀部略抬高，另一手抽出污尿布。

6. 将清洁纸尿裤或尿布垫于婴儿腰下，放下婴儿双腿，系好尿布。

更换尿布法

参考解释语：

我先为轩轩擦洗屁股，擦的时候注意从前往后擦拭，现在已经擦好了，臀部皮肤挺完好的，不用涂抹药物。然后为孩子换尿布，脐带未脱落前换尿布时注意避免包裹脐部，系尿布注意松紧要适宜。（家长：好的。）

7. 拉平衣服，包好包被，整理床单位。

8. 打开污尿布，观察排泄物性状、量、颜色（必要时留取标本送检或根据需要称量尿布）后放入尿布桶内。

参考解释语：

轩轩妈妈，现在尿布已经换好了，请问您还有什么需要吗？（家长：没有了。）那好，有事请随时呼叫我，我也会常来看轩轩的。

9. 清理用物，洗手，必要时记录。

## 【操作流程图】

洗手，戴口罩，准备用物，核对婴儿，解释目的

↓

评估婴儿臀部皮肤情况、病情有无特殊要求

↓

松解包被，拉高婴儿上衣，解开尿布
↓
用尿布前端较清洁处从前向后擦拭婴儿会阴部及臀部
↓
将擦拭后的尿布部分遮盖污湿部分垫于婴儿臀下
↓
用湿巾或温湿小毛巾从前向后擦净臀部皮肤
↓
取下污尿布后将清洁尿布垫于婴儿腰下，系好尿布
↓
拉平衣服，包好包被，整理床单位
↓
清理用物，洗手，必要时记录

## 【注意事项】

1. 用物齐全，避免操作中离开婴儿，注意保护婴儿安全。
2. 尿布应选择质地柔软、透气性好、吸水性强的棉质尿布或尿不湿，及时更换。
3. 操作熟练，注意保暖，避免过度暴露婴儿。
4. 固定尿布松紧适宜，注意大腿和腰部不留明显缝隙，以免排泄物外溢。

## 【操作评分标准】

更换尿布法操作评分标准见表1-1。

**表1-1　更换尿布法操作评分标准**

| 项目 | 操作要求 | 分值 | 考试评分 | 备注 |
|---|---|---|---|---|
| 操作前准备（15分） | 环境准备：温度适宜、明亮、安全 | 3 | | |
| | 物品准备：用物齐备、放置合理 | 6 | | |
| | 护士准备：着装整洁、洗手、戴口罩 | 6 | | |
| 评估（10分） | 婴儿周围光照情况 | 2 | | |
| | 婴儿臀部皮肤情况、病情有无特殊要求 | 4 | | |
| | 态度和蔼可亲，语言温和恰当 | 4 | | |

续表 1-1

| 项目 | 操作要求 | 分值 | 考试评分 | 备注 |
|---|---|---|---|---|
| 操作要点（50 分） | 携用物至床旁，核对婴儿并解释 | 4 | | |
| | 放下床栏，松解包被 | 3 | | |
| | 拉高婴儿上衣，注意保暖 | 4 | | |
| | 解开污湿尿布，轻提婴儿双腿（方法正确） | 4 | | |
| | 尿布清洁端擦会阴部及臀部（方法正确） | 4 | | |
| | 有大便时或会阴部污湿时，将湿尿布折于臀下 | 3 | | |
| | 以温湿小毛巾或湿巾从前向后擦净臀部皮肤 | 4 | | |
| | 污尿布放入尿布桶 | 3 | | |
| | 轻提婴儿双腿，手法轻柔，使臀部抬高 | 4 | | |
| | 垫干净尿布于臀下，尿布放置正确 | 4 | | |
| | 放下双腿，系好尿布 | 3 | | |
| | 整理尿布使婴儿舒适 | 4 | | |
| | 拉平衣服 | 3 | | |
| | 盖好被褥 | 3 | | |
| 操作后终末处置（10 分） | 整理床单位，拉好床档 | 4 | | |
| | 整理用物，洗手 | 4 | | |
| | 记录（尿、便的性状、时间、量） | 2 | | |
| 操作后评价（15 分） | 婴儿臀部清洁、舒适 | 3 | | |
| | 尿布松紧适宜 | 3 | | |
| | 更换尿布过程中，未长时间暴露婴儿 | 3 | | |
| | 动作轻、稳、正确，婴儿未受伤 | 3 | | |
| | 与婴儿家长沟通到位，健康宣教正确 | 3 | | |
| 总分 | | 100 | | |

## 【选择题】

1. 更换尿布的目的不包括（　　）
   A. 保持臀部清洁　　B. 保持臀部干燥　　C. 促进小儿舒适
   D. 预防臀部皮肤破损　　E. 协助散热
2. 下列有关更换尿布操作方法错误的是（　　）
   A. 更换尿布前松解包被，拉高婴儿上衣
   B. 解开尿布，一只手握住婴儿双腿并抬高
   C. 另一只手用尿布前端较清洁处从后向前擦拭婴儿会阴部及臀部

D. 将擦拭后的尿布部分遮盖污湿部分垫于婴儿臀下
E. 擦净臀部皮肤，注意腹股沟等皱褶部分

3. 在更换尿布过程中，应注意 ( )
A. 应充分暴露婴儿臀部，上衣向上拉到胸部以上
B. 尿布内可加一层塑料薄膜，避免尿布湿透污染床单
C. 尿布尽可能系紧，防止排泄物漏出
D. 发现物品准备不齐时，尽快取回，缩短将婴儿独自置于操作台的时间
E. 动作轻柔、熟练，注意保护婴儿避免受伤

## 【评判性思考】

1. 给脐带未脱落的新生儿更换尿布时应注意什么？
2. 使用棉质尿布时，男婴和女婴的穿法有什么不同？

# 项目二 臀部护理法

## 【实验学时】

1 学时。

## 【实验类型】

技能型实验。

## 【学习目标】

1. 能正确说出臀部护理的操作目的及操作要点。
2. 能正确为患儿实施臀部护理。
3. 能熟练与患儿家长交流,适时进行健康教育。

## 【实验目的】

1. 保证患儿臀部皮肤清洁干燥,预防和减少婴儿臀红。
2. 观察患儿病情及一般情况。

## 【临床案例】

患儿马芯,女,1 岁 2 个月。2 d 前饮食不当后出现腹泻,9 ~ 10 次/d。体格检查:体重 10 kg,体温 36.6 ℃,心率 120 次/min,呼吸 28 次/min,前囟平软,眼窝无凹陷,哭时有泪,肛周皮肤潮红,无破溃。医师开具医嘱:臀部护理,每天 2 次。

## 【实验准备】

1. 环境准备:关闭门窗,根据患儿年龄调整合适室温。
2. 物品准备:小毛巾或湿巾、纸巾、尿布或纸尿裤、38 ~ 40 ℃温水、鞣酸软膏/液体敷料/皮肤保护膜、棉签、手消毒液等。
3. 护士准备:着装整洁、修剪指甲、洗手、戴口罩。

## 【操作步骤】

(一)操作前核对、评估、与患儿家长沟通

1. 核对患儿的床号、姓名、性别等信息。
2. 评估患儿病情、合作程度、皮肤及进食情况。

参考解释语：

您好，能告诉我您宝宝的床号和姓名吗？（家长：1床，马芯。）

马芯妈妈，我是马芯的责任护士张××，为了保持孩子肛周皮肤清洁、预防感染，现在我需要为孩子进行臀部护理。（家长：好的。）

马芯妈妈，请问马芯近日吃奶和排大便情况怎么样？（家长：吃奶挺好的，这几天排大便十余次，比较稀。）那孩子上次吃奶离现在有多久了呢？（家长：有1 h了。）好的，我先检查一下孩子的肛周皮肤情况。（护士：患儿肛周皮肤潮红，无破溃。）

我先给孩子盖上被子，请您稍等，我去准备一下，马上过来。

（二）操作过程

臀部护理法

1. 携用物至床旁，核对床头卡及患儿腕带信息。
2. 降下床档，松开床尾盖被。协助患儿采取屈膝仰卧位，双腿分开。
3. 戴清洁手套，解开尿布，将尿布洁净端垫于臀下。
4. 用温水由上至下洗净臀部，撤去污湿尿布，脱去手套，用小毛巾吸干水分。

参考解释语：

马芯，我们来洗洗小屁屁吧。马芯妈妈，注意看操作的方法和顺序，孩子出院回到家每日大便后也最好按照这样的方法操作，好吗？（家长：好的。）马芯，屁屁洗干净了，下面我们要晾干、涂抹药物了。

5. 将洁净尿布垫于臀下，用尿布遮住会阴部使其侧卧，暴露臀红部位，注意保暖。
6. 用棉签蘸取药膏在皮肤上轻轻滚动或用手轻轻按摩。
7. 穿好尿布，整理衣被。
8. 整理用物，洗手。

参考解释语：

马芯，我们小屁屁擦干净了，配合得真不错。马芯妈妈，臀部护理现在已经为孩子做完了。腹泻的孩子容易脱水，请您注意让孩子及时补充温开水。（家长：好的，谢谢你。）不客气，如有其他需要，请您按床旁呼叫器，我也会经常来看马芯的。谢谢您的配合。

## 【操作流程图】

洗手，戴口罩，准备用物，核对患儿，解释目的

↓

评估患儿病情、合作程度、皮肤及进食情况

↓

关闭门窗，调节室温

↓

松开尿布，洗净臀部

↓

晾干臀部

↓

涂抹药物

↓

更换尿布，整理衣被

↓

整理用物，洗手，必要时记录

## 【注意事项】

1. 观察患儿肛周皮肤情况，有异常及时报告和处理。

2. 清洗臀部，避免用毛巾擦揉，以免加重皮损；禁用肥皂。

3. 注意保暖，避免受凉；注意水温，防止烫伤；不可将患儿单独留在操作台上，防止坠落伤。

4. 臀部护理过程中，注意观察面色、呼吸，如有异常，停止操作。

5. 尿布皮炎即臀红，分为轻度和重度。轻度仅表现为表皮潮红，重度又分为 3 级：Ⅰ度表现为局部皮肤潮红，伴有皮疹；Ⅱ度除以上表现外，伴有皮肤破溃、脱皮；Ⅲ度表现为局部大片糜烂或表皮剥脱，有时可继发细菌或真菌感染。

## 【操作评分标准】

臀部护理法操作评分标准见表 1-2。

**表 1-2　臀部护理法操作评分标准**

| 项目 | 操作要求 | 分值 | 考试评分 | 备注 |
|---|---|---|---|---|
| 操作前准备（15 分） | 环境准备：调整室温，避免对流风 | 3 | | |
| | 物品准备：用物齐全、放置合理 | 6 | | |
| | 护士准备：着装整洁、洗手、戴口罩 | 6 | | |
| 评估（10 分） | 患儿周围光照情况 | 2 | | |
| | 患儿的病情、合作程度、皮肤及进食情况 | 4 | | |
| | 态度和蔼，语言温和恰当 | 4 | | |

续表 1-2

| 项目 | 操作要求 | 分值 | 考试评分 | 备注 |
|---|---|---|---|---|
| 操作要点（50分） | 核对患儿，向家长解释操作目的、注意事项 | 4 | | |
| | 保护患儿隐私，必要时屏风遮挡 | 4 | | |
| | 选择合适体位，臀部暴露部位适宜 | 4 | | |
| | 自上而下清洗臀部，清洗方法正确 | 4 | | |
| | 皱褶部位清洗干净、手法轻柔 | 6 | | |
| | 撤去污湿尿布，脱去手套 | 4 | | |
| | 用小毛巾吸干皮肤表面水分 | 4 | | |
| | 用手/棉签蘸取药膏在皮肤上涂抹并轻轻按摩 | 6 | | |
| | 涂药手法正确，药物选择恰当 | 6 | | |
| | 更换纸尿裤或尿布，松紧适宜 | 4 | | |
| | 穿好衣服，协助取舒适体位 | 4 | | |
| 操作后终末处置（10分） | 整理床单位，拉好床档 | 4 | | |
| | 整理用物，洗手 | 4 | | |
| | 记录（臀部皮肤情况、使用药物、操作时间等） | 2 | | |
| 操作后评价（15分） | 操作规范、熟练 | 4 | | |
| | 注意保暖及隐私保护，体现对患儿人文关怀 | 3 | | |
| | 患儿出现病情变化能及时发现并处理 | 4 | | |
| | 与患儿家长沟通到位，健康宣教正确 | 4 | | |
| 总分 | | 100 | | |

## 【选择题】

1. 臀部护理的水温应为 （ ）

A. 32 ~ 34 ℃　　B. 34 ~ 36 ℃　　C. 36 ~ 38 ℃

D. 38 ~ 40 ℃　　E. 40 ~ 42 ℃

2. 患儿男，11 个月，腹泻 6 d，臀部出现皮肤潮红，伴有皮疹、皮肤破溃。该患儿尿布皮炎为 （ ）

A. Ⅰ度　　B. Ⅱ度　　C. Ⅲ度

D. Ⅳ度　　E. Ⅴ度

3. 清洗臀部的顺序为 （ ）

A. 由前至后　　B. 由后至前　　C. 由上至下

D. 由下至上　　E. 由左至右

4. 下列哪项可以作为尿布性皮炎(臀红)外用涂抹的药物　　　　（　　）

A. 炉甘石　　　　B. 鞣酸软膏　　　　C. 碳酸氢钠

D. 硝酸咪康唑霜　　　　E. 生理盐水

## 【评判性思考】

1. 尿布性皮炎保持干燥才能好得快吗?
2. 尿布性皮炎患儿还能继续使用尿布吗?
3. 激素类药物是治疗尿布性皮炎最好的药物吗?

# 项目三 婴儿奶瓶喂养法

## 【实验学时】

1 学时。

## 【实验类型】

技能型实验。

## 【学习目标】

1. 能正确说出婴儿经奶瓶喂养的方法、注意事项及配奶方法等。
2. 能正确对婴儿进行奶瓶喂养。
3. 能熟练与婴儿家长交流,适时进行健康教育。

## 【实验目的】

1. 安全有效地通过奶瓶喂养,使婴儿获得足够营养,为生长发育提供营养支持。
2. 能正确指导婴儿家长进行奶瓶喂养。

## 【临床案例】

婴儿丁丁,男,出生 1 d。由于母亲有疾病不能进行母乳喂养。体格检查:体重 3.8 kg,体温 36.2 ℃,心率 130 次/min,呼吸 36 次/min,哭声洪亮,反应可,前囟平,心肺(-)。遵医嘱护士需要为其实施奶瓶喂奶。

## 【实验准备】

1. 环境准备:温度适宜。

2. 物品准备:喂养单、消毒奶瓶、奶嘴及奶瓶盖、小毛巾、治疗盘、毛毯、尿布、尿布桶、记录单。

3. 护士准备:着装整洁、洗手、戴口罩。

## 【操作步骤】

(一)操作前核对、评估、与婴儿家长沟通

1. 核对婴儿的床号、姓名、年龄等信息。
2. 评估婴儿病情、意识、吞咽、消化及排泄情况。

3. 评估婴儿尿布情况，必要时更换。

参考解释语：

您好，能告诉我您宝宝的床号和姓名吗？（家长：1 床，丁丁。）

丁丁妈妈，我是丁丁的责任护士王××，由于丁丁不适合母乳喂养，现在我需要为孩子进行奶瓶喂奶，您看可以吗？（家长：可以。）丁丁妈妈，请问孩子上次更换尿布距现在有多久了？（家长：有半个小时了。）好的，我先检查一下需不需要更换尿布。（护士：尿布干燥，不需要更换。）

我先给孩子盖上被子，请您稍候，我去准备一下马上过来。

（二）操作过程

1. 核对喂养单上婴儿床号、姓名、乳液的种类、乳量及时间。

2. 携用物至婴儿床旁，核对床头卡及婴儿腕带信息。

3. 用手腕内侧试奶温，观察奶嘴孔大小及流速。

参考解释语：

丁丁宝贝，该吃奶了。丁丁妈妈，给孩子喂奶前需要选择型号合适的奶嘴并测试奶温，像丁丁这么大的孩子选择圆孔奶嘴时，应以奶瓶倒置时两奶滴稍有间隔滴出为宜，如果是奶液直接流出来就说明奶嘴孔太大了。在家测量奶温可以将奶滴至手腕内侧皮肤测试，感觉到奶液温热不烫才能给孩子喂奶。（家长：好的，谢谢。）

4. 将婴儿盖好毛毯抱起，婴儿头部枕于护士左侧肘窝处，呈半坐位，置小毛巾于婴儿颈部。

5. 右手用奶嘴触碰婴儿口唇或嘴角，诱发其觅食及吸吮反射，当婴儿张口时，尽快将奶嘴放置婴儿舌上，倾倒奶瓶，使奶嘴充满奶液，婴儿含住奶嘴吸吮。

6. 喂养过程中要观察婴儿的吸吮、吞咽、面色及呼吸情况，一旦发现婴儿呛咳、呼吸困难等情况，要立即停止喂奶，缓解后方可继续。

婴儿奶瓶喂养

参考解释语：

丁丁妈妈，给孩子喂奶要注意按需喂养，要有耐心，不要勉强孩子吃奶，以免出现呛咳。（家长：好的。）看，丁丁吃饱了呢，自己把奶嘴吐出来了。（家长：是的。）

7. 喂奶完毕，用小毛巾擦净嘴角。

8. 竖抱婴儿，将其头部置于护士肩上，轻拍婴儿背部，驱除胃内空气。

9. 将婴儿放回床上，整理床单位。观察婴儿有无溢乳，向婴儿家属交代注意事项。

参考解释语：

丁丁妈妈，已经给孩子喂完奶了，孩子吃完奶以后要竖抱拍背驱除吃奶时咽下的空气，这样可以减少孩子吐奶。现在丁丁已经睡着了，要注意观察他有没有再吐奶，如果有什么情况请您按床旁呼叫器，我也会经常来看丁丁的。谢谢您的配合。

10. 处理用物，记录奶量及进食情况。

## 【操作流程图】

洗手、戴口罩、备齐用物

↓

与医嘱单核对床号、姓名，核对乳液的种类、乳量及时间

↓

携用物至床旁，核对婴儿腕带信息

↓

测试奶温

↓

将婴儿抱起，置小毛巾于婴儿颈下

↓

用奶嘴触碰婴儿口角，诱发张口，喂奶

↓

喂奶完毕，用小毛巾擦净嘴角

↓

抱起婴儿，轻拍背部驱气

↓

将婴儿放回床上，整理床单位

↓

处理用物，记录奶量及进食情况

## 【注意事项】

1. 喂奶过程中注意观察婴儿的面色、呼吸、吞咽等情况，出现呛咳或发绀时暂停喂奶，待症状缓解后再继续喂奶。

2. 喂奶时奶瓶呈斜位，使奶嘴充满奶液，防止吸奶的同时吸入空气引起腹胀，影响消化。

3. 奶嘴出奶量不宜过多或过少，1 ~4 个月以内婴儿选择奶瓶倒置时两奶滴之间稍有间隔的奶嘴；4 ~6 个月的婴儿宜选择奶液能连续滴出的奶嘴；6 个月以上的婴儿宜选择奶液能较快滴出形成一细流的奶嘴。

4. 奶具需经灭菌后使用，一人一用一灭菌，严禁混用。

## 【操作评分标准】

婴儿奶瓶喂养法操作评分标准见表 1-3。

表 1-3　婴儿奶瓶喂养法操作评分标准

| 项目 | 操作要求 | 分值 | 考试评分 | 备注 |
|---|---|---|---|---|
| 操作前准备（15 分） | 环境准备：调整室温，避免对流风 | 3 | | |
| | 物品准备：用物齐全、放置合理 | 6 | | |
| | 护士准备：着装整洁、洗手、戴口罩 | 6 | | |
| 评估（10 分） | 评估婴儿年龄、病情、意识、吞咽、消化及排泄情况 | 8 | | |
| | 评估婴儿尿布情况 | 2 | | |
| 操作要点（50 分） | 与喂养单核对床号、姓名、乳液、种类、乳量及时间 | 5 | | |
| | 携用物至婴儿床旁，核对婴儿并解释 | 4 | | |
| | 测试奶温，观察奶嘴孔大小及流速 | 4 | | |
| | 抱起婴儿，选择合适体位 | 4 | | |
| | 置小毛巾于颈下 | 3 | | |
| | 用奶嘴触碰婴儿口角，诱发张口 | 4 | | |
| | 将奶嘴放置婴儿舌上，倒置奶瓶，使奶嘴充满奶液，婴儿含住奶嘴吸吮 | 8 | | |
| | 喂奶过程中观察婴儿吸吮情况及反应，发现异常及时处理 | 4 | | |
| | 喂奶完毕，用小毛巾擦净嘴角 | 3 | | |
| | 竖抱起婴儿，轻拍背部驱气 | 4 | | |
| | 将婴儿放回床上，协助婴儿取舒适体位 | 3 | | |
| | 观察婴儿有无溢乳，向婴儿家属交代注意事项 | 4 | | |
| 操作后终末处置（10 分） | 整理床单位，拉好床档 | 4 | | |
| | 整理用物，洗手 | 4 | | |
| | 记录奶量及进食情况 | 2 | | |
| 操作后评价（15 分） | 操作规范、熟练 | 4 | | |
| | 婴儿出现病情变化能及时识别并处理 | 4 | | |
| | 喂养过程中婴儿整体感觉舒适，无异常情况发生 | 3 | | |
| | 与婴儿家长沟通到位，健康宣教正确 | 4 | | |
| 总分 | | 100 | | |

## 【选择题】

1. 奶瓶喂奶时,奶液的温度应为 ( )
   A. 34 ~ 36 ℃ B. 36 ~ 38 ℃ C. 38 ~ 40 ℃
   D. 40 ~ 42 ℃ E. 42 ℃以上
2. 5 个月婴儿奶嘴应选用 ( )
   A. 奶瓶倒置时需用力吸吮才能出奶
   B. 奶瓶倒置时缓慢滴出奶液
   C. 奶瓶倒置时奶嘴能连续滴出奶液
   D. 奶液能较快滴出形成一细流
   E. 奶液能快速流出
3. 如何测试奶液的温度 ( )
   A. 以操作者手背皮肤测试 B. 以操作者手腕内侧皮肤测试
   C. 以操作者面部皮肤测试 D. 以操作者手腕外部皮肤测试
   E. 操作者可以经口品尝感受奶液温度
4. 人工喂养的正确做法不包括 ( )
   A. 人工喂养首选婴儿配方奶粉
   B. 按婴儿年龄、体重等调制乳品量和浓度
   C. 喂奶前抱起婴儿呈半坐位
   D. 喂奶时注意保持奶瓶水平位,避免流速过快
   E. 喂奶后抱起婴儿拍背驱气
5. 婴儿 2 月龄,哺喂后发生呛咳,首先应采取的措施是 ( )
   A. 竖着抱起并拍背 B. 应用抗生素
   C. 胸部 X 射线平片检查 D. 插入胃管哺喂
   E. 物理降温

## 【评判性思考】

1. 喂奶过程中若婴儿出现呛咳时,应如何处理?
2. 喂奶时,为什么不能让奶瓶颈压在婴儿唇上?

# 项目四 非营养性吸吮

## 【实验学时】

1 学时。

## 【实验类型】

技能型实验。

## 【学习目标】

1. 能正确说出非营养性吸吮的目的。
2. 能正确为患儿实施非营养性吸吮操作。
3. 能熟练与患儿家长交流,适时进行健康教育。

## 【实验目的】

1. 促进患儿口腔满足感,安抚情绪,提高对医源性刺激的耐受性。
2. 促进患儿胃肠道的生长发育及胃肠功能的成熟。
3. 通过非营养性吸吮改善患儿生理及行为。

## 【临床案例】

患儿杨乐,男,2 个月。因“发热、咳嗽 3 d”为代主诉入院。患儿 3 d 前无明显诱因出现发热、咳嗽,体温波动在 38.5~39.0 ℃,咳嗽为阵发性、刺激性干咳。门诊以“肺炎”收入我院。查体:体温 38.8 ℃,脉搏 162 次/min,呼吸 57 次/min。双肺可闻及较密集的中、细湿啰音。遵医嘱需给患儿静脉补液,患儿出现哭闹不安。

## 【实验准备】

1. 物品准备:已消毒的安抚奶嘴。
2. 护士准备:着装整洁、洗手、戴口罩。

## 【操作步骤】

### (一)操作前核对、评估、与患儿家长沟通

1. 核对患儿的床号、姓名等信息。
2. 评估患儿的病情、生命体征、吸吮能力、口腔情况。

3. 保持患儿呼吸道通畅。

参考解释语:

您好,能告诉我您宝宝的床号和姓名吗?(家长:1床,杨乐。)

杨乐妈妈,我是杨乐的责任护士丁××,遵医嘱要为杨乐进行输液治疗,需要扎个静脉留置针,为了减轻孩子的疼痛,我们先让孩子含上安抚奶嘴,您看可以吗?(家长:好的。)

杨乐妈妈,请问杨乐今天呼吸是否顺畅?睡觉时有没有张嘴呼吸或者吃奶时有没有时吃时哭的情况?(家长:没有,都挺好的。)

孩子上次吃奶距离现在有多久了呢?(家长:有1 h了。)好的,我先检查一下孩子的口腔情况。(护士:口腔黏膜完整。)请您稍候,我去准备一下马上过来。

(二)操作过程

1. 携用物至患儿床旁,核对患儿床头卡及腕带信息。

2. 洗手。

3. 根据患儿年龄选择合适的已消毒的安抚奶嘴。

4. 用奶嘴触碰患儿口角,诱发张口。

5. 将安抚奶嘴放入患儿口中,奶嘴头颈部狭窄处均要包含在患儿口中,使患儿吸吮时更舒适。

非营养性吸吮

参考解释语:

杨乐宝贝,我们要吃奶嘴了(用奶嘴轻触患儿口角),来,张开小嘴,真棒,配合得真好(动作轻柔)。

杨乐妈妈,安抚奶嘴已经为孩子含上了,现在要为孩子穿刺了,请您协助我们扶好宝宝,好吗?(家长:好的。)

6. 每次吸吮时间一般为5~10 min。吸吮过程中注意观察患儿的病情、生命体征的变化。

7. 吸吮结束后,取下奶嘴,擦拭患儿口唇。

8. 为宝宝取舒适体位。

9. 将取下的安抚奶嘴清洗、消毒。

参考解释语:

杨乐妈妈,杨乐的留置针已经穿刺好了,孩子也不哭了,吸吮时间也到了,我来为孩子取下安抚奶嘴。(家长:好的。)如果还有其他需要及时按床旁呼叫器,我也会经常来看望杨乐的,谢谢您的配合。

10. 记录:根据需要记录患儿吸吮情况。

## 【操作流程图】

洗手,戴口罩,准备用物,核对患儿,解释目的

↓

评估患儿病情、生命体征、吸吮能力及口腔情况

↓

选择合适的安抚奶嘴
↓
安抚奶嘴放入患儿口中进行非营养性吸吮
↓
观察患儿病情及生命体征变化
↓
取出安抚奶嘴,及时清洁、消毒
↓
整理用物,洗手,必要时记录

## 【注意事项】

1. 哭闹患儿使用安抚奶嘴前,应先查明哭闹原因。
2. 使用安抚奶嘴前保持呼吸道通畅,必要时吸痰。
3. 安抚奶嘴应消毒,严禁混用。
4. 奶嘴如有裂痕及时更换,奶嘴一般 2 个月更换 1 次。

## 【操作评分标准】

非营养性吸吮操作评分标准见表 1–4。

**表 1–4　非营养性吸吮操作评分标准**

| 项目 | 操作要求 | 分值 | 考试评分 | 备注 |
|---|---|---|---|---|
| 操作前准备（10 分） | 物品准备:选择合适的安抚奶嘴 | 4 | | |
| | 护士准备:着装整洁、洗手、戴口罩 | 6 | | |
| 评估（10 分） | 评估患儿的病情、生命体征、吸吮能力、口腔情况 | 4 | | |
| | 保持患儿呼吸道通畅 | 2 | | |
| | 态度和蔼可亲,语言温和恰当 | 4 | | |
| 操作要点（50 分） | 核对患儿,向家长解释操作目的、注意事项 | 4 | | |
| | 洗手 | 4 | | |
| | 选择型号合适已消毒的安抚奶嘴 | 4 | | |
| | 用奶嘴触碰患儿口角,诱发张口 | 4 | | |
| | 将安抚奶嘴放入患儿口中 | 3 | | |
| | 放置方法正确,动作轻柔 | 8 | | |

续表 1-4

| 项目 | 操作要求 | 分值 | 考试评分 | 备注 |
|---|---|---|---|---|
| 操作要点（50 分） | 吸吮时间一般为 5 ~ 10 min | 3 | | |
| | 吸吮过程观察患儿病情及生命体征 | 8 | | |
| | 吸吮结束后，取下安抚奶嘴 | 4 | | |
| | 为患儿擦拭口唇 | 4 | | |
| | 协助患儿取舒适卧位 | 4 | | |
| 操作后终末处置（15 分） | 整理床单位，拉好床档 | 4 | | |
| | 整理用物，洗手 | 4 | | |
| | 将安抚奶嘴进行消毒处置 | 5 | | |
| | 记录（使用安抚奶嘴时间、口腔情况等） | 2 | | |
| 操作后评价（15 分） | 操作规范、熟练 | 4 | | |
| | 方法安全、有效 | 4 | | |
| | 患儿出现病情变化能及时发现并处理 | 3 | | |
| | 与患儿家长沟通到位，健康宣教正确 | 4 | | |

## 【选择题】

1. 患儿每次吸吮的时间为（　　）

A. 2 ~ 5 min　　B. 5 ~ 10 min　　C. 8 ~ 12 min

D. 10 ~ 15 min　　E. 15 ~ 20 min

2. 患儿吸吮前为其检查口腔状况，发现患儿患有鹅口疮，应给予患儿应用哪种药物清洁口腔（　　）

A. 2% 碳酸氢钠溶液　　B. 3% 过氧化氢溶液　　C. 2% 利多卡因

D. 西瓜霜　　E. 生理盐水

## 【评判性思考】

1. 在吸吮过程中如何判断患儿是否舒适？
2. 如何选择适合患儿的安抚奶嘴？
3. 日常生活中，家属该如何对安抚奶嘴进行消毒？

# 项目五 新生儿脐部护理

## 【实验学时】

1 学时。

## 【实验类型】

技能型实验。

## 【学习目标】

1. 能正确说出新生儿脐部护理的操作目的及操作要点。
2. 能正确为新生儿实施脐部护理。

## 【实验目的】

1. 保持新生儿脐部清洁、干燥。
2. 预防脐部感染,减少脐部感染的发生率。
3. 观察新生儿脐部有无出血及异常情况。

## 【临床案例】

新生儿李冉,女,足月儿,生后 5 d。体格检查:体重 3 500 g,体温 36.5 ℃,心率 120 次/min,呼吸 42 次/min,哭声响亮,反应可,脐轮无红肿,脐窝内无渗血、无脓性分泌物,无异常气味,脐带未脱落。现需按护理常规为其实施脐部护理。

## 【实验准备】

1. 环境准备:调节室温 24~28 ℃。
2. 物品准备:75% 酒精、3% 过氧化氢溶液、呋喃西林、石蜡油、2% 碘酊、无菌棉签、无菌纱布、弯盘、胶布、医嘱执行单。
3. 护士准备:着装整洁、修剪指甲、洗手、戴口罩。

## 【操作步骤】

(一)操作前核对、评估、与新生儿家长沟通

1. 核对新生儿的床号、姓名等信息。
2. 评估新生儿病情及脐部情况。

3. 向家长沟通解释，取得配合。

参考解释语：

您好，能告诉我您宝宝的床号和姓名吗？（家长：1 床，李冉。）

李冉妈妈，我是李冉的责任护士孙××，宝宝已经出生 5 d 了，脐部护理可以防止脐部感染，促进脐带尽早脱落。现在需要继续为孩子实施脐部护理，您看现在做可以吗？（家长：可以。）室温我已经调节好了，请您放心，宝宝不会冷的。（家长：谢谢。）

（二）操作过程

新生儿脐部护理

1. 携用物至新生儿床旁，核对床头卡及新生儿腕带信息。

2. 松解新生儿包被及衣物，暴露脐带，注意保暖。

3. 观察脐部有无异常情况，有分泌物者用干棉签拭去。

参考解释语：

李冉妈妈，宝宝脐带未脱落，脐部清洁没有感染，我现在为孩子进行消毒处理。

4. 轻轻提起脐部，暴露脐窝。

5. 用 75% 的酒精棉签从脐窝根部由内向外环形消毒，消毒范围包括脐带根部、脐带残端及脐部周围，待干。脐带已脱落的新生儿用无菌棉签蘸取石蜡油清洁脐部。

6. 消毒过程中注意观察脐部情况，有脐部感染者可用呋喃西林，脐部有肉芽组织增生者可用 2% 碘酊。

7. 穿好衣服，包好包被。

8. 协助取舒适卧位，拉起床档，整理床单位。

9. 整理用物，洗手，记录。

参考解释语：

李冉妈妈，脐部护理已经为孩子做好了，请您与家人注意脐带未脱落前不可以强行剥落，更换尿布时注意避免污染脐部。如果发现孩子脐部出现红肿、分泌物及异常气味的话，请及时告诉我们，我们也会经常来看宝宝的，请问您还有什么需要吗？（家长：没有了，谢谢你。）不客气。

## 【操作流程图】

洗手，戴口罩，准备用物，核对新生儿，解释目的

↓

松解衣物，评估新生儿病情及脐部状况

↓

轻轻提起脐部，暴露脐窝

↓

清洁、消毒脐部

↓

观察脐带情况,必要时给药

↓

穿好衣服,包好包被

↓

协助取舒适体位,整理床单位

↓

整理用物,洗手,记录

## 【注意事项】

1. 严格无菌操作,脐部护理前洗净双手,棉签不可重复使用。

2. 脐部护理时注意观察有无渗血、脓性分泌物及特殊气味;动作轻柔,注意保暖。

3. 脐部护理 1 ~ 2 次/d,直至脐带脱落、脐窝分泌物消失。脐带未脱落前,勿强行剥落。

4. 日常保持脐部清洁干燥;沐浴时注意保护好脐部,沐浴后及时擦干脐部,预防感染。

5. 脐带一般于生后 3 ~ 7 d 脱落。脐带脱落前后 2 ~ 3 d 会出现少量淡黄色或淡咖啡色分泌物,清理干净即可。

## 【操作评分标准】

新生儿脐部护理操作评分标准见表 1–5。

**表 1–5　新生儿脐部护理操作评分标准**

| 项目 | 操作要求 | 分值 | 考试评分 | 备注 |
|---|---|---|---|---|
| 操作前准备（15 分） | 环境准备:调整室温,避免对流风 | 3 | | |
| | 物品准备:用物齐全、放置合理 | 6 | | |
| | 护士准备:着装整洁、洗手、戴口罩 | 6 | | |
| 评估（10 分） | 新生儿周围光照情况 | 2 | | |
| | 新生儿病情及脐部情况 | 4 | | |
| | 态度和蔼,语言温和恰当 | 4 | | |
| 操作要点（50 分） | 核对新生儿,向家长解释操作目的、注意事项 | 4 | | |
| | 松解新生儿包被及衣物 | 2 | | |
| | 暴露脐带,注意保暖 | 4 | | |
| | 观察脐部有无异常情况,有分泌物者用干棉签拭去 | 6 | | |

续表 1–5

| 项目 | 操作要求 | 分值 | 考试评分 | 备注 |
|---|---|---|---|---|
| 操作要点（50 分） | 轻轻提起脐部，暴露脐窝 | 4 | | |
| | 新生儿用 75% 的酒精棉签由内向外环形消毒脐部及周围皮肤；脐带已脱落的新生儿用无菌棉签蘸取石蜡油清洁脐部 | 8 | | |
| | 脐部待干 | 2 | | |
| | 观察脐部情况，必要时局部给药 | 6 | | |
| | 擦拭方法正确，药物选择恰当 | 6 | | |
| | 穿好衣服，包好包被 | 4 | | |
| | 协助取舒适体位 | 4 | | |
| 操作后终末处置（10 分） | 整理床单位，拉好床档 | 4 | | |
| | 整理用物，洗手，记录 | 6 | | |
| 操作后评价（15 分） | 操作规范、熟练 | 4 | | |
| | 注意保暖，体现对新生儿人文关怀 | 4 | | |
| | 能及时发现并处理脐部异常情况 | 3 | | |
| | 与新生儿家长沟通到位，健康宣教正确 | 4 | | |
| 总分 | | 100 | | |

## 【选择题】

1. 新生儿脐带一般于生后多久脱落　（　　）
   A. 5 ~ 7 d　　B. 3 ~ 7 d　　C. 10 ~ 13 d
   D. 15 ~ 20 d　　E. 20 ~ 25 d
2. 新生儿脐炎的常见致病菌是　（　　）
   A. 金黄色葡萄球菌　　B. 大肠杆菌　　C. 溶血性链球菌
   D. 肺炎克雷伯杆菌　　E. 屎肠球菌
3. 下列哪项不属于引起新生儿脐炎的原因　（　　）
   A. 断脐时或断脐后消毒处理不严　　B. 护理操作不当
   C. 粪便的污染　　D. 脐带自然脱落　　E. 新生儿免疫力低下
4. 新生儿脐炎引起的常见并发症是　（　　）
   A. 败血症　　B. 脓毒血症　　C. 脑膜炎
   D. 腹膜炎　　E. 腹泻
5. 下列哪项不是新生儿脐炎的临床表现　（　　）
   A. 脐带脱落后伤口不愈合，有渗液或脓性分泌物

B. 脐周皮肤红肿，深及皮下

C. 发热，白细胞数增加

D. 脐部形成肉芽肿，为一小樱红色肿物突出、常常流黏性分泌物

E. 脐带脱落前后 2 ~ 3 d 会出现少量淡黄色或淡咖啡色分泌物

## 【评判性思考】

1. 如何判断新生儿脐部有无感染？
2. 脐部护理操作过程中如何使新生儿感到舒适，减少哭闹？

# 项目六　婴幼儿口腔护理

## 【实验学时】

1 学时。

## 【实验类型】

技能型实验。

## 【学习目标】

1. 能正确说出婴幼儿口腔护理的操作目的及操作要点。
2. 能正确为婴幼儿实施口腔护理。
3. 能熟练与患儿家长交流,适时进行健康教育。

## 【实验目的】

1. 保持口腔清洁、湿润,预防口腔感染等并发症。
2. 预防或减轻口腔异味,清除牙垢,增进食欲,确保患儿舒适。
3. 评估口腔内的变化(如黏膜、舌苔及牙龈等),提供病情动态变化信息。

## 【临床案例】

患儿李想,男,3 岁。3 d 前患儿受凉后出现发热,热峰 39.6 ℃,食欲差。体格检查:体重 15 kg,体温 36 ℃,心率 86 次/min,呼吸 20 次/min。现按护理常规护士需为其实施口腔护理。

## 【实验准备】

1. 环境准备:保持环境安静、整洁、明亮;床上操作时用围帘或屏风遮挡。

2. 物品准备:治疗盘、治疗碗、漱口溶液(0.9% 等渗氯化钠注射液等)、吸水管、液状石蜡、棉签、各类外用药、口腔护理包(内含换药碗、干棉球若干、镊子、弯头血管钳、弯盘、治疗巾、压舌板),需要时备手套、无菌纱布、开口器、手电筒。

3. 护士准备:着装整洁、修剪指甲、洗手、戴口罩。

## 【操作步骤】

(一)操作前核对、评估、与患儿及家长沟通

1. 核对患儿的床号、姓名等信息。

2. 评估患儿年龄、病情、合作程度、口腔情况。

3. 向家长沟通解释，取得配合。

参考解释语：

您好，能告诉我您孩子的床号和姓名吗？（家长：1床，李想。）

李想妈妈，我是李想的责任护士赵××，为了保持孩子口腔清洁、促进食欲、预防口腔感染及其他并发症，现在我需要为孩子进行口腔护理。（家长：好的。）

李想，见过大老虎吗？（孩子：见过。）那你能像大老虎一样张开嘴巴，阿姨数数大老虎有几颗牙齿好吗？（孩子配合张口）李想真棒！等下阿姨要帮你刷牙了，你能像刚才一样配合阿姨吗？（孩子：可以。）李想妈妈，孩子口腔黏膜挺完整的，请您和孩子稍等，我去准备一下物品，马上过来。

（二）操作过程

1. 携用物至患儿床旁，核对患儿床头卡及腕带信息。

2. 清点棉球数量。

3. 协助患儿取侧卧位或仰卧位，头偏向护士侧。铺治疗巾于颌下，置弯盘于口角处。

4. 擦口唇，漱口。

参考解释语：

李想，阿姨先为你擦擦嘴唇，现在听阿姨指令：用吸管吸一口水漱漱口，然后吐到这个盘子里。（孩子配合漱口）做得很好。

5. 评估口腔情况，观察有无牙龈出血、溃疡、龋齿等。

6. 擦洗口腔。擦洗顺序：

（1）婴幼儿：口唇→左外侧面→右外侧面→上内侧面→下内侧面→上咬合面→下咬合面→左颊黏膜→右颊黏膜→硬腭→舌面→口唇。

婴幼儿口腔护理

（2）新生儿：戴手套，示指包纱布或用湿棉签擦洗。

7. 协助漱口，擦干口周。

8. 根据医嘱及口腔情况涂抹药物：口唇干裂可涂抹石蜡油；霉菌感染使用1% ~4%碳酸氢钠；溃疡使用冰硼散等。

9. 撤去治疗巾，清点棉球数。

10. 协助患儿取舒适体位。

11. 整理床单位，拉起床档，整理用物。

12. 洗手，记录。

参考解释语：

李想，配合得真不错，很棒哦。李想妈妈，口腔护理现在已经为孩子做完了，由于孩子这几日发热，会影响到孩子的食欲，请您在为孩子准备食物的时候，准备些清淡的软食或水果，进食后可以喝点温开水帮助清洁口腔，让孩子多休息。（家长：好的，谢谢你。）不客气，如有其他需要，请您按床旁呼叫器，我也会经常来看李想的。

## 【操作流程图】

洗手，戴口罩，准备用物，核对患儿，解释目的

↓

评估患儿年龄、病情、合作程度、口腔情况

↓

清点棉球数

↓

选择合适体位

↓

擦拭口唇、漱口

↓

评估口腔情况

↓

擦洗口腔

↓

根据医嘱及口腔情况涂抹药物

↓

擦干口周，撤去治疗巾

↓

清点棉球数

↓

协助患儿取舒适体位

↓

整理用物，洗手，记录

## 【注意事项】

1. 操作前后认真清点棉球的数量，以免遗留口腔；擦洗时用血管钳夹紧棉球，每次只夹取 1 个；棉球不可过湿，唾液分泌较多时要及时清理，以免吸入引起呛咳。

2. 擦洗舌面、软腭不要过深，以免引起恶心。

3. 疼痛严重者，先给予局部止痛剂，起效后再擦拭。

4. 昏迷患儿使用开口器时，应从臼齿处放入，牙关紧闭者不可使用暴力使其张口。

5. 操作时动作轻柔,避免损伤黏膜及牙龈。

## 【操作评分标准】

婴幼儿口腔护理操作评分标准见表1-6。

**表1-6　婴幼儿口腔护理操作评分标准**

| 项目 | 操作要求 | 分值 | 考试评分 | 备注 |
|---|---|---|---|---|
| 操作前准备(15分) | 环境准备:保持环境安静、整洁、明亮 | 3 | | |
| | 物品准备:用物齐全、放置合理 | 6 | | |
| | 护士准备:着装整洁、洗手、戴口罩 | 6 | | |
| 评估(10分) | 患儿周围光照情况 | 2 | | |
| | 患儿年龄、病情、合作程度、口腔情况 | 4 | | |
| | 态度和蔼,语言恰当 | 4 | | |
| 操作要点(50分) | 核对患儿,解释操作目的、注意事项 | 4 | | |
| | 清点棉球数 | 3 | | |
| | 选择合适体位 | 3 | | |
| | 铺治疗巾方法正确 | 3 | | |
| | 弯盘方向放置正确 | 3 | | |
| | 湿润口唇及漱口顺序、方法正确 | 8 | | |
| | 擦洗口腔顺序及方法正确 | 8 | | |
| | 协助漱口,擦干口周 | 6 | | |
| | 涂药手法正确,药物选择恰当 | 6 | | |
| | 撤去治疗巾,清点棉球数 | 4 | | |
| | 协助取舒适体位 | 2 | | |
| 操作后终末处置(10分) | 整理床单位,拉好床档 | 4 | | |
| | 整理用物,洗手 | 4 | | |
| | 记录(口腔黏膜情况、使用药物等) | 2 | | |
| 操作后评价(15分) | 操作规范、熟练 | 4 | | |
| | 口腔异常情况能及时发现并处理 | 3 | | |
| | 患儿整体感觉舒适,无不良反应 | 4 | | |
| | 与患儿及家长沟通到位,健康宣教正确 | 4 | | |
| 总分 | | 100 | | |

## 【选择题】

1. 患儿真菌感染,可选用哪种药物进行口腔擦洗 ( )
   A. 制霉菌素或1% ~4%碳酸氢钠溶液 B. 氯己定
   C. 0.1%醋酸 D. 冰硼酸 E. 甲硝唑
2. 以下关于口腔护理的目的不妥的是 ( )
   A. 保持口腔清洁 B. 消除口臭、口垢
   C. 清除口腔内一切细菌 D. 观察口腔黏膜和舌苔情况
   E. 预防口腔感染
3. 为昏迷患儿进行口腔护理时,应采取以下哪种体位 ( )
   A. 俯卧位头偏向一侧 B. 侧卧位
   C. 仰卧位头偏向一侧 D. 头低足高位 E. 中凹卧位
4. 为昏迷患儿进行口腔护理时,不需准备的用物是 ( )
   A. 棉球 B. 血管钳 C. 张口器
   D. 吸水管 E. 手电筒
5. 对长期应用抗生素的患儿,观察口腔应特别注意 ( )
   A. 有无牙结石 B. 有无真菌感染 C. 口唇是否干裂
   D. 有无口臭 E. 牙龈有无肿胀出血

## 【评判性思考】

1. 口腔护理过程中怎样预防误吸?
2. 发生窒息时,患儿有哪些表现?

# 模块二 测量技术

# 项目一 儿童体格生长指标测量

## 【实验学时】

2 学时。

## 【实验类型】

技能型实验。

## 【学习目标】

1. 能正确测量儿童体重、身高(长)、头围、胸围、上臂围等体格生长指标。
2. 通过分析测量结果,能正确评价儿童生长发育状况。
3. 能熟练与儿童及其家长交流,适时进行健康教育。

## 【实验目的】

1. 准确测量儿童体格生长指标,为评价儿童的体格发育和营养状况提供依据。
2. 为临床观察病情变化、用药、输液、奶量计算等提供依据。

## 【临床案例】

婴儿刘芳,女,6 个月。父母体健、无遗传病史。母亲带其来院做体格检查,请你为刘芳做体格测量并给予指导。

## 【实验准备】

1. 环境准备:调节室温至 26 ~ 28 ℃,光线明亮、安全。
2. 物品准备:婴儿体重秤、儿童体重秤、卧式身长测量床、身高测量尺、软尺、清洁布或一次性治疗巾、污物筐、笔、记录本。
3. 护士准备:着装整洁、修剪指甲、洗手、戴口罩。

## 【操作步骤】

(一)操作前核对、评估、与婴儿家长沟通

1. 核对婴儿姓名、性别、年龄等信息。
2. 评估婴儿一般状况、配合程度,是否排空大小便。
3. 向家长说明体格检查的意义、操作过程及如何配合。

参考解释语：

您好，能告诉我您宝宝的姓名吗？（家长：刘芳。）

刘芳妈妈，我是护士李××。定期来医院做体格检查，可以判断孩子的体格发育水平和营养状况。一会儿在给孩子体格测量的过程中，需要您协助我安抚一下宝宝。（家长：好的。）

宝宝刚刚有没有吃奶？（家长：没有。）刚排过大小便吗？（家长：是的。）

好的，请您稍等，我准备一下马上过来。

（二）操作过程

1. 测量头围

（1）协助儿童脱去帽子，儿童取坐位或立位。

（2）护士立于儿童前方或右方，左手拇指将软尺零点固定于儿童右侧眉弓上缘，左手中、示指固定软尺于枕骨粗隆，手掌稳定儿童头部；右手使软尺紧贴头皮从头部右侧经枕骨结节最高点再经左侧眉弓上缘回至零点。

（3）准确读数，记录至0.1 cm。

2. 测量身长（高）

儿童体格生长指标测量

A. 3岁以内儿童卧位测身长

（1）将测量床的滑板移至尾侧，将一次性治疗巾铺在测量板上。

（2）脱去儿童外套、帽子、鞋袜等。

（3）护士协助儿童仰卧于测量床测量板中线上，助手扶正儿童头部使其轻贴测量床顶板并固定。儿童双手自然放置于身体两侧，双足并拢。

（4）护士左手轻按儿童双膝，使双下肢互相接触并贴紧测量板；右手移动滑板，使其紧贴儿童双足底部，并与测量板保持垂直。

（5）准确读数，双侧有刻度的测量床应注意两侧读数一致，记录至0.1 cm。

（6）协助儿童穿衣，整理用物。

B. 3岁以上儿童立位测身高

（1）协助儿童脱去帽子、鞋袜等。

（2）儿童取立正姿势，两眼直视正前方，两臂自然下垂，手指并拢，脚跟靠拢，两脚尖分开约60°，脚跟、臀部、两肩胛间和头部同时靠着立柱，头部保持正直位置。

（3）护士将顶板与儿童头部顶点接触，同时观察儿童姿势是否正确。

（4）准确读数，记录至0.1 cm。

（5）协助儿童穿衣，整理用物。

3. 测量体重

（1）将清洁布或一次性治疗巾铺于体重秤上，调至零点。

（2）协助儿童脱下衣服、帽子、鞋袜、尿布等。

（3）小婴儿取仰卧位用盘式体重秤测量；稍大的婴幼儿可取坐位用坐式体重秤测量，让儿童坐于体重秤座椅上；3岁以上儿童用站式体重秤测量。

（4）儿童不可接触其他物体或摇动，护士用手护在儿童身体附近（不可直接接触儿童身体）保护安全。

(5)待数值稳定后读数,记录至0.01 kg。

(6)协助儿童穿衣,整理用物。

4. 测量胸围

(1)协助儿童脱去上衣。

(2)婴幼儿取仰卧位,两手自然平放;3岁以上儿童取立位,两手自然下垂。双眼平视。

(3)护士立于儿童前方或右方,用左手拇指将软尺零点固定于儿童一侧乳头下缘,右手使软尺紧贴皮肤经右侧绕背部两肩胛骨下角下缘,经另一侧乳头下缘回至零点。

(4)取平静呼吸状态下中间读数,记录至0.1 cm。

(5)协助儿童穿衣,整理用物。

5. 测量上臂围

(1)协助儿童脱去上衣袖。

(2)婴儿取仰卧位,两手自然平放;幼儿可取坐位,3岁以上儿童取立位,两手自然下垂。

(3)取儿童左上臂自肩峰至鹰嘴连线的中点为测量点,以软尺轻贴皮肤绕该点水平的上臂一周进行测量。

(4)准确读数,记录至0.1 cm。

(5)协助儿童穿衣,整理用物。

参考解释语:

刘芳妈妈,宝宝的生长发育指标测量完毕,已经登记在宝宝的体检手册上了。手册上已经标注了宝宝不同阶段各个指标的正常范围,还有小儿生长发育曲线图,可以对宝宝的生长发育指标进行定期的、连续的测量,将测量数值按月龄绘制在生长发育图上,连成曲线就是宝宝自己的生长曲线,可以动态观察生长的趋势,判断宝宝发育是否正常,及早发现异常情况,以便及早分析原因,采取措施,促进宝宝的生长发育。手册背面有我们的联系方式,如果您有什么疑问可以随时联系我们。

## 【操作流程图】

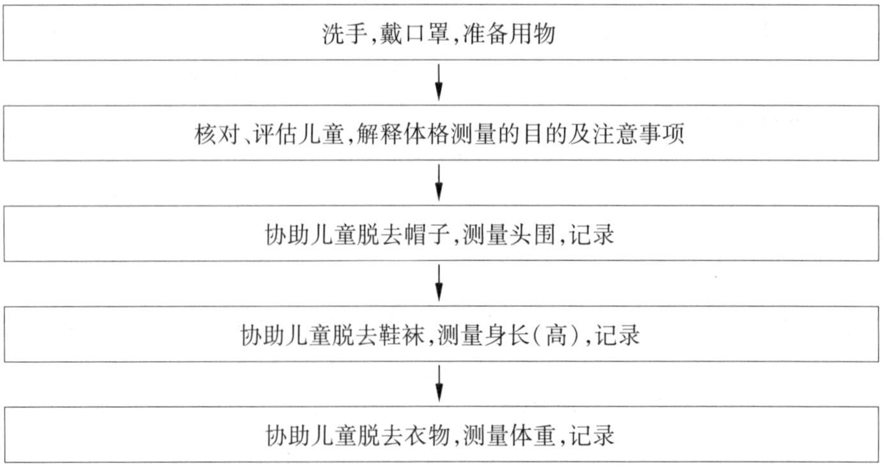

↓

测量胸围，记录

↓

测量上臂围，记录

↓

协助儿童穿好衣帽、鞋袜

## 【注意事项】

1. 根据所需要测量的生长指标，可调整测量顺序，减少儿童身体暴露的时间，避免受凉。

2. 测量体格发育指标时应注意安全性和准确性，根据儿童的年龄及一般状况选择合适的工具。

3. 操作过程中注意安抚儿童，以免因哭闹影响测量结果。

4. 测量体重时的注意事项

(1)对不合作或危重患儿，由护士或家属抱着患儿一起称重，测量后再减去衣物及成人体重即为患儿体重。

(2)应在哺乳前或者饭前、便后测量，若是每天称体重，最好在早晨空腹排空大小便后称，每次穿相同的衣裤。

(3)两次体重测量值相差应不超过 10 g，取平均值进行记录。如两次测量相差较大，应再次测量。

5. 测量身长(高)时的注意事项

(1)婴幼儿易动，推动滑板时动作应轻快，并准确读数。

(2)保持儿童头部轻贴顶板，无缝隙。

(3)身长两次测量的误差不能超过 0.4 cm，取平均值进行记录。如两次测量相差较大，应再次测量。

6. 测量头围时的注意事项

(1)如果儿童发量较多或者有小辫子应拨开，减少误差。

(2)两次测量的误差不能超过 0.2 cm，取平均值进行记录。如两次测量相差较大，应再次测量。

(3)3 岁以后儿童不再常规测量头围。

7. 测量胸围时的注意事项

(1)胸围测量受呼吸运动的影响，剧烈活动后应注意让受测儿童休息后在平静呼吸时进行测量。

(2)乳腺已发育的女童，将软尺零点固定于胸骨中线第 4 肋间。

## 【操作评分标准】

儿童体格生长指标测量操作评分标准见表 2-1 ~ 表 2-5。

**表 2-1　头围测量技术操作评分标准**

| 项目 | 操作要求 | 分值 | 考试评分 | 备注 |
| --- | --- | --- | --- | --- |
| 操作前准备<br>（15 分） | 环境准备：温度适宜、明亮、安全 | 3 | | |
| | 物品准备：用物齐备、放置合理 | 6 | | |
| | 护士准备：着装整洁、洗手、戴口罩 | 6 | | |
| 评估<br>（10 分） | 受测儿童的性别、年龄等 | 3 | | |
| | 儿童一般状况、配合程度 | 3 | | |
| | 态度和蔼可亲，语言温和恰当 | 4 | | |
| 操作要点<br>（50 分） | 核对儿童，向家长解释操作目的、注意事项 | 4 | | |
| | 协助儿童取舒适体位 | 6 | | |
| | 脱下帽子 | 4 | | |
| | 左手拇指将软尺零点固定于儿童右侧眉弓上缘 | 6 | | |
| | 左手中、示指固定软尺于枕骨粗隆 | 6 | | |
| | 手掌稳定儿童头部 | 4 | | |
| | 右手使软尺紧贴头皮 | 4 | | |
| | 软尺从头部右侧经枕骨结节最高点再经左侧眉弓上缘回至零点 | 6 | | |
| | 准确读数 | 6 | | |
| | 协助儿童戴上帽子 | 4 | | |
| 操作后终末处置<br>（10 分） | 整理用物 | 3 | | |
| | 洗手 | 3 | | |
| | 正确记录 | 4 | | |
| 操作后评价<br>（15 分） | 动作轻、稳、正确，保护儿童未受伤 | 5 | | |
| | 注意拨开头发减少测量误差 | 5 | | |
| | 与儿童家长沟通到位，健康宣教正确 | 5 | | |
| 总分 | | 100 | | |

表 2-2　身长(高)测量技术操作评分标准

| 项目 | 操作要求 | 分值 | 考试评分 | 备注 |
|---|---|---|---|---|
| 操作前准备（15 分） | 环境准备：温度适宜、明亮、安全 | 3 | | |
| | 物品准备：用物齐备、放置合理 | 6 | | |
| | 护士准备：着装整洁、洗手、戴口罩 | 6 | | |
| 评估（10 分） | 受测儿童的性别、年龄等 | 3 | | |
| | 儿童一般状况、配合程度 | 3 | | |
| | 态度和蔼可亲，语言温和恰当 | 4 | | |
| 操作要点（50 分） | 核对儿童，向家长解释操作目的、注意事项 | 4 | | |
| | 根据儿童年龄选择合适的测量尺 | 5 | | |
| | 将清洁布或一次性治疗巾铺于测量床上 | 3 | | |
| | 协助儿童脱下外套、帽子、鞋袜等 | 4 | | |
| | 将儿童轻放于量板上 | 4 | | |
| | 体位选择正确：3 岁以内儿童取卧位；3 岁以上儿童取立位 | 4 | | |
| | 注意保护儿童安全 | 4 | | |
| | 测量方法正确：<br>A. 3 岁以内儿童：头顶轻贴测量床顶板无缝隙；双下肢贴紧测量板；双足底部与测量板垂直<br>B. 3 岁以上儿童：立正姿势；头部轻贴顶板保持正直；脚跟、臀部、两肩胛间和头部同时靠立柱 | 12 | | |
| | 准确读数 | 6 | | |
| | 协助儿童穿上外套、帽子、鞋袜等 | 4 | | |
| 操作后终末处置（10 分） | 整理用物 | 3 | | |
| | 洗手 | 3 | | |
| | 正确记录 | 4 | | |
| 操作后评价（15 分） | 测量过程中未长时间暴露儿童 | 5 | | |
| | 动作轻、稳、正确，保护儿童未受伤 | 5 | | |
| | 与儿童家长沟通到位，健康宣教正确 | 5 | | |
| 总分 | | 100 | | |

表 2-3　体重测量技术操作评分标准

| 项目 | 操作要求 | 分值 | 考试评分 | 备注 |
|---|---|---|---|---|
| 操作前准备（15 分） | 环境准备：温度适宜、明亮、安全 | 3 | | |
| | 物品准备：用物齐备、放置合理 | 6 | | |
| | 护士准备：着装整洁、洗手、戴口罩 | 6 | | |
| 评估（10 分） | 受测儿童的性别、年龄等 | 3 | | |
| | 儿童一般状况、配合程度，是否排空大小便 | 3 | | |
| | 态度和蔼可亲，语言温和恰当 | 4 | | |
| 操作要点（50 分） | 核对儿童，向家长解释操作目的、注意事项 | 4 | | |
| | 根据儿童年龄选择合适的体重秤 | 5 | | |
| | 将清洁布或一次性治疗巾铺在体重秤上 | 3 | | |
| | 调节体重秤至零点 | 5 | | |
| | 协助儿童脱下衣服、帽子、鞋袜、尿布等 | 5 | | |
| | 将儿童轻放于体重秤上 | 4 | | |
| | 体位选择正确：婴儿取仰卧位，幼儿取坐位，3 岁以上儿童取立位 | 4 | | |
| | 儿童不可接触其他物体或摇动 | 5 | | |
| | 注意保护儿童安全 | 5 | | |
| | 数值稳定后，准确读数 | 6 | | |
| | 协助儿童穿上衣服、帽子、鞋袜、尿布等 | 4 | | |
| 操作后终末处置（10 分） | 整理用物 | 3 | | |
| | 洗手 | 3 | | |
| | 正确记录 | 4 | | |
| 操作后评价（15 分） | 测量过程中未长时间暴露儿童 | 5 | | |
| | 动作轻、稳、正确，保护儿童未受伤 | 5 | | |
| | 与儿童家长沟通到位，健康宣教正确 | 5 | | |
| 总分 | | 100 | | |

表 2-4　胸围测量技术操作评分标准

| 项目 | 操作要求 | 分值 | 考试评分 | 备注 |
|---|---|---|---|---|
| 操作前准备（15 分） | 环境准备：温度适宜、明亮、安全 | 3 | | |
| | 物品准备：用物齐备、放置合理 | 6 | | |
| | 护士准备：着装整洁、洗手、戴口罩 | 6 | | |

续表 2-4

| 项目 | 操作要求 | 分值 | 考试评分 | 备注 |
| --- | --- | --- | --- | --- |
| 评估（10 分） | 受测儿童的性别、年龄等 | 3 | | |
| | 儿童一般状况、配合程度 | 3 | | |
| | 态度和蔼可亲，语言温和恰当 | 4 | | |
| 操作要点（50 分） | 核对儿童，向家长解释操作目的、注意事项 | 4 | | |
| | 协助儿童取舒适体位 | 6 | | |
| | 脱去上衣 | 4 | | |
| | 左手拇指将软尺零点固定于儿童一侧乳头下缘 | 6 | | |
| | 右手使软尺紧贴皮肤 | 4 | | |
| | 软尺经右侧绕背部两肩胛骨下角下缘 | 6 | | |
| | 经另一侧乳头下缘回至零点 | 6 | | |
| | 取平静呼吸状态下中间读数 | 4 | | |
| | 准确读数 | 6 | | |
| | 协助儿童穿衣 | 4 | | |
| 操作后终末处置（10 分） | 整理用物 | 3 | | |
| | 洗手 | 3 | | |
| | 正确记录 | 4 | | |
| 操作后评价（15 分） | 测量过程中未长时间暴露儿童 | 5 | | |
| | 动作轻、稳、正确，保护儿童未受伤 | 5 | | |
| | 与儿童家长沟通到位，健康宣教正确 | 5 | | |
| 总分 | | 100 | | |

表 2-5　上臂围测量技术操作评分标准

| 项目 | 操作要求 | 分值 | 考试评分 | 备注 |
| --- | --- | --- | --- | --- |
| 操作前准备（15 分） | 环境准备：温度适宜、明亮、安全 | 3 | | |
| | 物品准备：用物齐备、放置合理 | 6 | | |
| | 护士准备：着装整洁、洗手、戴口罩 | 6 | | |
| 评估（10 分） | 受测儿童的性别、年龄等 | 3 | | |
| | 儿童一般状况、配合程度 | 3 | | |
| | 态度和蔼可亲，语言温和恰当 | 4 | | |

续表 2-5

| 项目 | 操作要求 | 分值 | 考试评分 | 备注 |
|---|---|---|---|---|
| 操作要点（50分） | 核对儿童，向家长解释操作目的、注意事项 | 4 | | |
| | 协助儿童儿取舒适体位 | 6 | | |
| | 脱去上衣袖 | 4 | | |
| | 测量儿童左上臂自肩峰至尺骨鹰嘴连线长度（定位正确，测量读数准确） | 10 | | |
| | 取中点为上臂围测量点 | 4 | | |
| | 软尺轻贴皮肤 | 4 | | |
| | 以测量点水平绕上臂一周测量 | 8 | | |
| | 准确读数 | 6 | | |
| | 协助儿童穿衣 | 4 | | |
| 操作后终末处置（10分） | 整理用物 | 3 | | |
| | 洗手 | 3 | | |
| | 正确记录 | 4 | | |
| 操作后评价（15分） | 测量过程中未长时间暴露儿童 | 5 | | |
| | 动作轻、稳、正确，保护儿童未受伤 | 5 | | |
| | 与儿童家长沟通到位，健康宣教正确 | 5 | | |
| 总分 | | 100 | | |

## 【选择题】

1. 判断儿童体格发育最常用的指标是 （　　）
   A. 动作发育　　B. 语言发育　　C. 智能发育
   D. 神经反射　　E. 体重、身长、头围
2. 下列有关体重说法错误的是 （　　）
   A. 每次测量体重前需校正体重秤零点
   B. 测量体重时儿童应脱去外衣、鞋、袜、帽，排空大小便
   C. 测量体重时用手扶住儿童腹部保护安全
   D. 使用电子体重秤称重时，待数据稳定后读数
   E. 测量体重可以作为临床计算给药量和输液量等的重要依据
3. 儿童头围与胸围大致相等的年龄是 （　　）
   A. 6 个月　　B. 1 岁　　C. 1.5 岁
   D. 2 岁　　E. 2.5 岁

4. 正确测量头围的方法是 （　　）

A. 将软尺绕头部一周测量最大周长

B. 将软尺紧贴头皮沿枕骨及眉弓绕头一周

C. 将软尺紧贴头皮沿枕骨结节最高点及眉弓一周

D. 将软尺紧贴头皮沿枕骨结节最高点及眉弓上缘一周

E. 以上都不对

5. 关于儿童的身长以下哪项不正确 （　　）

A. 身长是指头顶到足底的垂直长度

B. 正常新生儿出生时身长平均为 50 cm

C. 3 岁以下儿童卧位测量身长

D. 3 岁以后儿童立位测量身高

E. 测量儿童身长时，读数应取测量床两侧读数较大一侧的值

## 【评判性思考】

1. 影响儿童生长发育的因素有哪些？

2. 如何对家长进行生长发育评估的健康宣教？

# 项目二 儿童生命体征测量

## 【实验学时】

2 学时。

## 【实验类型】

技能型实验。

## 【学习目标】

1. 能说出儿童生命体征的正常范围及测量方法等。
2. 能正确操作体温计、血压计等测量工具。
3. 能熟练与患儿及其家长交流,适时进行健康教育。

## 【实验目的】

1. 判断患儿的生命体征有无异常。

2. 监测患儿生命体征变化情况,分析热型及伴随症状、分析心率、血压变化趋势,间接了解心脏及循环系统的功能状况。

3. 为评估患儿病情及采取护理措施提供依据。

## 【临床案例】

儿童张楠,男,4 岁。因“发热 3 d”入院,患儿平素体健。体格检查:……入院常规“测量生命体征”。

## 【实验准备】

1. 环境准备:调节室温至 26 ~ 28 ℃,光线充足、安全。

2. 物品准备:治疗车,快速手消毒剂,大治疗盘备容器两个(一个清洁容器、一个盛放使用后的体温计)、有秒针的手表、体温计(水银柱已甩至 35 ℃或以下并检查)、必要时准备棉球(测量呼吸时用)、血压计、听诊器,记录本、笔。

3. 护士准备:着装整洁、修剪指甲、洗手、戴口罩。

## 【操作步骤】

(一)操作前核对、评估、与患儿家长沟通

1. 核对患儿的床号、姓名、年龄等信息。

2. 评估患儿的病情、意识状态、皮肤状况。

3. 向患儿及家长解释生命体征测量的目的及注意事项。

参考解释语：

您好，能告诉我您孩子的床号和姓名吗？（家长：5 床，张楠。）

张楠妈妈，我是张楠的责任护士王××，一会儿我要给张楠测量生命体征，包括体温、脉搏、呼吸、血压。您不用紧张，孩子不会感觉疼痛的。在 30 min 内孩子有没有剧烈运动、进行冷热敷、吃过凉过热的食物？有没有淋浴？（家长：没有。）让我看看孩子腋下皮肤情况吧。（护士：腋下皮肤无破损、伤口、出汗。）左前臂肢体活动良好，无皮肤破损（如果患儿有动静脉造瘘应测健侧肢体）。右上臂肢体活动良好，皮肤没有损伤。

张楠妈妈，您稍等我去准备一下马上过来。

（二）操作过程

1. 患儿给予舒适、安全卧位，并注意保暖。

2. 体温测量（水银体温计）

（1）测量腋温：是临床最常用的测量方法。擦干腋下的汗液，将体温计水银端放于腋窝深处，屈臂过胸，将体温计与皮肤紧密接触，嘱患儿夹紧，必要时托扶患儿手臂。10 min 后取出。记录读数，将体温计放入污表盒内。

（2）测量肛温：协助患儿取侧卧或屈膝仰卧位，暴露肛门，在肛表水银端涂润滑剂，将肛温计的水银端轻轻插入肛门 3 ~ 4 cm（婴儿 1.25 cm，幼儿 2.5 cm），测量 3 min。记录读数，将肛表用纱布擦净放入污表盒内。

儿童生命体征测量

（3）测量口温：嘱患儿张口，将口表水银端斜放于患儿舌下热窝（舌系带两侧），嘱患儿紧闭口唇，勿用牙咬，用鼻呼吸。3 min 后取出，记录读数。将口温表放入污表盒内。

3. 测量脉搏、呼吸

（1）协助患儿坐位或仰卧位，手臂放松，舒适体位。

（2）护士将示指、中指、无名指三指的指腹轻按于患儿桡动脉处或其他浅表大动脉处测量，计数 30 s。将脉搏数×2，记录。

（3）保持测量脉搏姿势不动，观察患儿腹部或胸部的起伏，一呼一吸为一次，计数 30 s，将呼吸数×2，记录（婴儿测呼吸 1 min）。

4. 测量无创血压

（1）协助患儿取坐位或仰卧位，暴露被测肢体。手臂伸直，手掌向上。手臂、心脏、血压计在同一水平。

（2）放平血压计，开启开关，驱尽袖带内空气，将袖带的气袋中部对着肘窝平整缠于上臂，袖带下缘距肘窝 2 ~ 3 cm，松紧度以插入一指为宜。袖带宽度新生儿适用 2.5 ~ 4 cm，婴幼儿 6 ~ 8 cm，学龄前期儿童 9 ~ 10 cm，学龄期儿童 13 cm。

（3）戴好听诊器，先触及肱动脉搏动，再将听诊器胸件紧贴肱动脉搏动处，测压完成后解除袖带，记录。

5. 向患儿家长告知体温、脉搏、血压值并做简单解释。

6. 整理用物。

参考解释语：

张楠妈妈，孩子的病情基本稳定，孩子这样躺着舒服吗？还有其他需要吗？如果有需要请及时按呼叫器叫我，我也会经常来看孩子的，谢谢您和孩子的配合。

## 【操作流程图】

洗手，戴口罩，准备用物，核对患儿，解释目的

↓

协助患儿取舒适体位，坐位或平卧位

↓

测体温：选择适宜的体温测量方法

↓

测量脉搏：30 s，特殊患儿可测量 60 s

↓

测量呼吸：观察腹部或胸廓起伏，测量 30 s（婴儿测 60 s）

↓

测量血压：协助患儿暴露被测肢体，捆绑血压计袖带，听诊器胸件放于肱动脉搏动处，测压

↓

整理用物，洗手

↓

记录测得数值，向家长解释

## 【注意事项】

1. 婴幼儿、危重患儿、躁动患儿测量时，应有专人守护，以防发生意外。如患儿有紧张、剧烈运动、哭闹等情况，需稳定后再测量。

2. 测量体温时的注意事项

（1）根据患儿年龄和病情选择测温方法。1 岁以内的儿童、不配合的儿童以及昏迷、休克的患儿可测肛温。极度消瘦的患儿不宜测腋温。

（2）发现体温和病情不符时，应当复测体温；必要时可同时采取两种不同的测量方式作为对照。

（3）耳温计在外耳道内测量，数秒可显示体温，准确、快速，在患儿多、工作繁忙的单位可考虑推广使用。

3. 测量脉搏时的注意事项

（1）年幼儿腕部脉搏不易扪及，可选择浅表大动脉如颈动脉、股动脉等部位，也可通过心脏听诊测得。

(2)脉搏短绌的患儿,由 2 名护士同时分别测脉搏和心率。由听心率者发出“开始”“停止”的口令,计数 1 min。

(3)不可用拇指诊脉,因拇指小动脉搏动易与患儿脉搏混淆。

4. 测量呼吸时的注意事项

(1)婴儿以腹式呼吸为主,可按腹部起伏计数;1 岁以上儿童以胸部起伏计数。

(2)呼吸过快不易看清者可用听诊器听呼吸音计数;还可用少量棉絮贴紧鼻孔边缘,观察棉絮摆动计数。

5. 测量血压时的注意事项

(1)根据患儿不同年龄及上臂围情况选择不同宽度的袖带,宽度应为上臂长度的 1/2 ~2/3。

(2)儿童与青少年常规测量坐位右上臂肱动脉血压。年幼儿血压不易测准确,新生儿及小婴儿可用心电监护仪测定。

## 【操作评分标准】

儿童生命体征测量操作评分标准见表 2-6。

**表 2-6　儿童生命体征测量操作评分标准**

| 项目 | | 操作要求 | 分值 | 考试评分 | 备注 |
|---|---|---|---|---|---|
| 操作前准备(15 分) | | 环境准备:温度适宜、明亮、安全 | 3 | | |
| | | 物品准备:用物齐全、放置合理 | 6 | | |
| | | 护士准备:着装整洁、洗手、戴口罩 | 6 | | |
| 评估(10 分) | | 患儿的床号、姓名、年龄等信息 | 3 | | |
| | | 患儿病情、意识状态、皮肤状况 | 3 | | |
| | | 态度和蔼可亲,语言温和恰当 | 4 | | |
| 操作要点(55 分) | 准备 | 携用物至床旁,核对患儿并解释 | 4 | | |
| | | 协助患儿取舒适体位 | 3 | | |
| | 测体温 | 测量方法正确:<br>A. 测量腋温:擦干腋下的汗液;将体温计水银端放于腋窝深处贴紧皮肤;屈臂过胸; 测量 10 min<br>B. 测量肛温:患儿侧卧或屈膝仰卧位,露出臀部;在肛表水银端涂润滑剂;将肛温计的水银端轻轻插入肛门 3 ~4 cm;测量 3 min<br>C. 测量口温:将口表水银端斜放于舌下热窝;嘱患儿闭唇含住口表;勿用牙咬; 测量 3 min | 8 | | |
| | | 读数准确,记录规范 | 2 | | |

续表 2-6

| 项目 | | 操作要求 | 分值 | 考试评分 | 备注 |
|---|---|---|---|---|---|
| 操作要点（55分） | 测脉搏 | 手臂轻松置于床上或桌面 | 2 | | |
| | | 测量方法正确；力度适中；测量 30 s；脉搏异常的患儿测量 1 min | 6 | | |
| | | 正确记录 | 2 | | |
| | 测呼吸 | 测量方法正确：观察患儿胸腹部，一呼一吸为一次呼吸，计数 30 s；危重患儿呼吸不易观察时，用少许棉絮置于患儿鼻孔前，观察棉花吹动情况，计数 1 min | 8 | | |
| | | 正确记录 | 2 | | |
| | 测血压 | 协助患儿将衣袖卷至肩部露出上臂，伸直肘部，手掌向上外展 15°，保持血压计零点，肱动脉与心脏同一水平 | 4 | | |
| | | 袖带选择合适，松紧度适宜 | 4 | | |
| | | 测量方法正确：听诊器放置位置正确；收缩压、舒张压测量方法正确 | 8 | | |
| | | 正确记录 | 2 | | |
| 操作后终末处置（10 分） | | 协助患儿穿好衣服 | 3 | | |
| | | 清理用物，整理床单位 | 3 | | |
| | | 向患儿及家属做简要解释 | 2 | | |
| | | 洗手 | 2 | | |
| 操作后评价（10 分） | | 测量过程中未长时间暴露患儿 | 3 | | |
| | | 动作轻、稳、正确，保护患儿未受伤 | 3 | | |
| | | 与患儿家长沟通到位，健康宣教正确 | 4 | | |
| 总分 | | | 100 | | |

## 【选择题】

1. 下列情况适合测量肛温的是　（　　）

A. 腹泻患儿　B. 神志清楚的年长儿
C. 3 岁以下能配合的幼儿　D. 肛周红肿的患儿
E. 昏迷患儿

2. 腋温的正常范围是　（　　）

A. 36 ~ 37 ℃　B. 36 ~ 37.2 ℃　C. 36.5 ~ 37.5 ℃
D. 37 ~ 38 ℃　E. 37.5 ℃以下

3. 下列有关呼吸测量错误的是 （　　）

A. 1 岁以上儿童按胸部起伏计数

B. 婴儿以腹式呼吸为主，按腹部起伏计数

C. 呼吸过快不易看清者可用听诊器听呼吸音计数

D. 可用少量棉花纤维贴近鼻孔边缘，观察棉花纤维摆动计数

E. 在患儿活动后测量

4. 下列有关血压测量错误的是 （　　）

A. 年长儿常规测量坐位右上臂肱动脉血压

B. 袖带宽度应为上臂长度的 1/2 ~ 2/3

C. 袖带气囊长度至少等于上臂围的 80%

D. 袖带过宽测出的血压值偏高

E. 小婴儿可用心电监护仪测量

5. 测量患儿生命体征时应注意做到 （　　）

A. 测量环境应安静、光线充足

B. 开始测量前与患儿交谈，消除其紧张心理

C. 测量时尽量让患儿与家人在一起，增加安全感

D. 测量过程中注意保暖，不要过多暴露身体

E. 以上均正确

## 【评判性思考】

1. 为患儿做生命体征测量时，可以采取哪些措施减轻患儿的恐惧情绪，从而降低对测量结果的影响？

2. 危重患儿如何测量呼吸？

# 项目三 婴幼儿意识评估

## 【实验学时】

1 学时。

## 【实验类型】

技能型实验。

## 【学习目标】

1. 能复述意识障碍的分类及定义。
2. 能正确判断婴幼儿的意识状态。
3. 能熟练与患儿及其家属交流,适时进行健康教育。

## 【实验目的】

1. 评估患儿意识障碍程度及精神状态。
2. 协助医师开展诊疗护理工作。

## 【临床案例】

患儿李刚,男,3 岁。因"发热、抽搐、意识障碍 3 个月余,运动障碍、头痛 1 个月余"为代主诉入院。3 个月前患儿无明显诱因出现发热,热峰 38.0 ℃,在当地医院治疗欠佳,抽搐 1 次,为求进一步治疗遂来我院。现患儿精神欠佳,头痛,呈阵发性发作,回答问题时,答非所问,思维跳跃,伴左侧肢体无力,对疼痛有反应,瞳孔等大等圆,对光反射灵敏。

## 【实验准备】

1. 环境准备:温湿度适宜,安静、安全。
2. 物品准备:手电筒、棉签。
3. 护士准备:着装整洁、洗手、戴口罩。

## 【操作步骤】

(一)操作前核对、评估、与患儿家长沟通

1. 核对患儿的床号、姓名、性别等信息。
2. 评估患儿的病情、意识状态。

参考解释语：

您好，能告诉我您孩子的床号和姓名吗？（家长：5 床，李刚。）

李刚妈妈，我是孩子的责任护士王××，为了进一步了解孩子的病情，我要简单检查一下孩子的肢体反应及瞳孔情况，为下一步诊疗做准备，请您配合一下。（家长：好的。）

宝宝刚排过大小便了吗？（家长：是的。）

好的，请您稍等，我去准备一下马上过来。

（二）操作过程

1. 患儿取平卧位或由父母抱着。

参考解释语：

李刚妈妈，您好，请让孩子平躺，若孩子哭闹，请您协助安抚。（家长：好的。）

2. 睁眼反应　睁眼反应评分满分 4 分，最差 1 分。检查时，先观察患儿有无自发睁眼，无自发睁眼者再进行声音刺激以及疼痛刺激，从高分项目开始依次向低分项目进行。

（1）检查患儿有无自发的睁眼反应：不需要给任何刺激，患儿能自然睁眼、闭眼，记 4 分。

（2）若无自发的睁眼反应，观察声音刺激时患儿如能睁眼、闭眼，记 3 分。小于 1 岁的患儿可用拍手或摇铃进行声音刺激；1 岁以上的患儿可以大声呼叫患儿的名字（可以让父母协助呼叫患儿）。

（3）若声音刺激患儿没有睁眼反应，进一步给予疼痛刺激才会睁眼，记 2 分。可用笔压患儿近端的手指甲床或捏患儿的耳垂、眉弓、乳头，观察患儿有无睁眼反应。

（4）给予任何刺激患儿完全无反应，记 1 分。

婴幼儿意识评估

3. 运动反应　运动反应满分 6 分，最差 1 分。检查时，从高分项目开始，若未能做出相应反应再依次向低分项目进行。

（1）呼叫患儿“举起双手”或“伸出舌头”，能依令正确地做出动作，记 6 分。

（2）翻动患儿眼睑，患儿会用手去除刺激来源，记 5 分。

（3）给予疼痛刺激时，受刺激的一手会产生弯曲回收现象，但无法除去刺激来源，记 4 分。

（4）给予疼痛刺激时，手臂内收，手握拳，腕关节及前臂弯曲，下肢伸直且内收，记 3 分。

（5）在弯曲的手上给予疼痛刺激，手臂和脚均呈僵直和内转的姿势，记 2 分。

（6）给予任何疼痛刺激，患儿四肢完全没有运动反应，记 1 分。

4. 语言反应　语言反应满分 5 分，最差 1 分。检查时，从高分项目开始，若未能做出相应反应再依次向低分项目进行。

（1）与之交谈，能适当地用简单的字句或短语对话，如“我不知道”；2 岁以内儿童能表现喜怒哀乐，如饥饿、疼痛时会哭，逗他时会笑，记 5 分。

（2）不能用正确的简单字句或短语对话；2 岁以内儿童给予任何刺激只以哭来表示，但可被安慰，记 4 分。

（3）只会持续哭闹或尖叫，记 3 分。

（4）给予刺激时只能发出呻吟，不会哭闹或尖叫，记 2 分。

(5)对外界任何刺激都无反应,记1分。

5. 记录

(1)根据患儿昏迷评分量表,正确判断出患儿意识状态。15分为意识清醒;12~14分为轻度意识障碍,9~11分为中度意识障碍,3~8分为重度意识障碍。

(2)核对患儿腕带信息。

(3)整理床单位。

参考解释语:

李刚妈妈,现在已经检查完了,可以让孩子这样躺着休息一下。如有其他任何需要,请按床旁呼叫器,我也会经常来看孩子的。谢谢您的配合。

## 【操作流程图】

洗手,戴口罩,准备用物,核对患儿,解释目的

↓

先评估患儿的睁眼反应,打分

↓

进一步评估患儿的运动反应,打分

↓

评估患儿的语言反应,打分

↓

计算总分,正确判断患儿的意识状态

↓

书写护理记录单

↓

动态评估患儿意识状态,做好记录

## 【注意事项】

1. 进行测评前护士应熟练掌握测评量表,详细询问患儿病史,仔细查体,严密观察。

2. 检查睁眼反应时若患儿因眼睛肿胀无法睁开,记录为"C"。

3. 检查语言反应时因气管插管或切开而无法正常发声,记录为"T";平素有言语障碍史,记录为"D"。

## 【操作评分标准】

婴幼儿意识评估操作评分标准见表2-7。

表 2-7　婴幼儿意识评估操作评分标准

| 项目 | | 操作要求 | 分值 | 考试评分 | 备注 |
| --- | --- | --- | --- | --- | --- |
| 操作前准备（15 分） | | 环境准备:温度适宜、明亮、安全 | 3 | | |
| | | 物品准备:用物齐全、放置合理 | 6 | | |
| | | 护士准备:着装整洁、洗手、戴口罩 | 6 | | |
| 评估（10 分） | | 患儿的姓名、年龄、病情、生命体征 | 3 | | |
| | | 患儿的心理状态及合作程度 | 3 | | |
| | | 态度和蔼可亲,语言温和恰当 | 4 | | |
| 操作要点（50 分） | 准备 | 正确核对患儿,给患儿家属解释目的、注意事项,询问病史 | 3 | | |
| | | 协助患儿取舒适体位 | 2 | | |
| | 睁眼反应 | 能够仔细观察患儿的睁眼反应 | 5 | | |
| | | 能正确给予适当的刺激 | 5 | | |
| | | 能说出睁眼反应不同的分值情况 | 5 | | |
| | 运动反应 | 能根据患儿年龄判断患儿的运动情况 | 10 | | |
| | | 能说出运动反应的分值 | 5 | | |
| | 语言反应 | 能正确测出患儿语言反应情况 | 10 | | |
| | | 能说出不同年龄患儿语言反应正常值及分值 | 5 | | |
| 操作后终末处置（10 分） | | 整理用物、床单位 | 5 | | |
| | | 计算得分,分析患儿意识状态 | 2 | | |
| | | 正确记录 | 3 | | |
| 操作后评价（15 分） | | 能正确评估婴幼儿意识状态 | 5 | | |
| | | 能说出评估时的注意事项 | 5 | | |
| | | 能熟练与患儿家属沟通 | 5 | | |
| 总分 | | | 100 | | |

## 【选择题】

1. 格拉斯哥昏迷评分包括哪几个方面　　(　　)

A. 瞳孔变化　　B. 睁眼反应　　C. 运动反应

D. 言语反应　　E. 颅内压变化

2. 患儿格拉斯哥昏迷评分 10 分,其意识状态为　　(　　)

A. 清醒　　B. 轻度意识障碍　　C. 中度意识障碍

D. 重度意识障碍　　E. 昏迷

【评判性思考】

1. 对于有意识障碍的患儿应该怎样进行动态评估?
2. 如何交流才能让患儿及家属放松情绪,配合诊疗与护理?

# 项目四 婴幼儿疼痛评估

## 【实验学时】

2 学时。

## 【实验类型】

技能型实验。

## 【学习目标】

1. 能说出常用的婴幼儿疼痛评估工具。
2. 能正确运用疼痛评分工具对患儿进行疼痛评估。
3. 能熟练与患儿家长交流，适时进行健康教育。

## 【实验目的】

1. 提高疼痛评估的准确性，利于疼痛的治疗。
2. 为实施有效的止痛措施和优化护理工作提供客观依据。

## 【临床案例】

患儿张姗姗，女，2 岁。因"发现双下肢疼痛、皮肤紫癜 3 d，腹部疼痛 1 d"为代主诉入院。患儿神志清，精神欠佳，口唇面色无发绀，双下肢散在大小不等紫红色斑丘疹，高于皮肤表面，压之不褪色，诉双下肢、脐周疼痛，伴恶心、呕吐。给予抗凝、改善循环、止痛药物应用。

## 【实验准备】

1. 环境准备：调节室温至 22～26 ℃，安静、安全。
2. 物品准备：疼痛评估量表、笔。
3. 护士准备：着装整洁、洗手、戴口罩。

## 【操作步骤】

### （一）操作前核对、评估、与患儿家长沟通

1. 核对患儿姓名、性别、年龄、床号等信息。
2. 评估患儿意识状态、疼痛部位、性质等。

3. 向患儿家长说明疼痛评估的意义、操作过程及如何配合。

参考解释语：

您好，能告诉我您孩子的床号和姓名吗？（家长：1 床，张姗姗。）

姗姗妈妈，我是孩子的责任护士李××，由于孩子现在腹痛、腿痛，需要进行疼痛评估，以利于后面的治疗。（家长：好的。）

（二）操作过程

1. 疼痛评估

（1）评估患儿生理表现：包括心率、呼吸加快，血压升高，肤色苍白，出汗等。

（2）评估患儿行为表现：包括面部表情、哭闹、肢体活动及睡眠和食欲的改变等。面部主要表现为皱眉、挤眼、张口、咬牙、下颌抽动等。疼痛时患儿哭声的频率、声调与受惊和发怒时的哭声不同。疼痛引起的哭声往往为高尖声，次数多、持续时间长。

2. 疼痛评估量表的选择

（1）新生儿面部编码系统（NFCS）：主要用于评估早产儿和新生儿疼痛。包含 10 项新生儿的表现，1 分为有，0 分为无，得分越高表示疼痛程度越重。其中缩唇表现为唇周肌肉紧张；伸舌是指早产儿，在足月儿中为“无痛”的体现（表 2-8）。

婴幼儿疼痛评估

**表 2-8　新生儿面部编码系统**

| 项目 | 0 分 | 1 分 | 项目 | 0 分 | 1 分 |
|---|---|---|---|---|---|
| 皱眉 | 无 | 有 | 横向咧嘴 | 无 | 有 |
| 双目紧闭 | 无 | 有 | 舌双侧向内卷起 | 无 | 有 |
| 鼻唇沟加深 | 无 | 有 | 面颊颤动 | 无 | 有 |
| 双唇张开 | 无 | 有 | 缩唇 | 无 | 有 |
| 纵向咧嘴 | 无 | 有 | 伸舌 | 无 | 有 |

（2）CRIES 评分法：主要适用于新生儿和婴儿术后疼痛评估。对患儿的各项生理指标进行评估，从而了解患儿目前的疼痛程度。各项的分值为 0 ~ 2 分，总分为 10 分。其中 1 ~ 3 分为轻度疼痛，4 ~ 6 分为中度疼痛，7 ~ 10 分为重度疼痛；评分>3 分应进行镇痛治疗（表 2-9）。

（3）FLACC 疼痛评分法：也称婴幼儿行为观察法，主要适合于 2 个月至 7 岁儿童。包括面部表情（face）、腿的动作（leg）、活动（activity）、哭闹（cry）、可抚慰性（consolability）5 项内容（表 2-10）。每一项内容按 0 ~ 2 分评分，总评最低分数为 0 分，最高分数为 10 分；得分越高，不适和疼痛越明显。1 ~ 3 分为轻度疼痛或无痛，4 ~ 7 分为中度疼痛，8 ~ 10 分为剧烈疼痛。

表 2-9　CRIES 量表

| 项目 | 0 分 | 1 分 | 2 分 |
| --- | --- | --- | --- |
| 面部表情 | 无痛苦表情 | 痛苦表情 | 痛苦表情伴有呻吟 |
| 哭闹 | 无(非高调哭声) | 高声哭但可安抚 | 高声哭且不可安抚 |
| 血氧饱和度>95% 时所需的氧浓度 | 无 | <30% | >30% |
| 生命体征 | 心率和平均血压≤术前值 | 心率或平均血压增高但幅度<术前值的 20% | 心率或平均血压增高幅度>术前值的 20% |
| 睡眠障碍 | 无 | 频繁觉醒 | 不能入睡 |

表 2-10　FLACC 量表

| 项目 | 0 分 | 1 分 | 2 分 |
| --- | --- | --- | --- |
| 面部表情 | 无特定表情或微笑 | 偶尔皱眉或面部扭曲 | 常下颌颤抖或紧咬 |
| 腿的动作 | 放松体位 | 紧张、不安静 | 腿踢动 |
| 活动 | 静卧或活动自如 | 来回动 | 身体痉挛、僵直 |
| 哭闹 | 无 | 呻吟、呜咽 | 持续哭闹、尖叫 |
| 可抚慰性 | 无须安慰 | 轻拍可安慰 | 很难抚慰 |

3. 记录

(1)根据患儿疼痛评估量表,正确判断患儿疼痛程度。

(2)核对患儿的腕带信息。

(3)整理床单位。

## 【操作流程图】

洗手,戴口罩,准备用物,核对患儿,解释目的

↓

患儿平卧或半卧位

↓

评估患儿情况

↓

选择合理适用的疼痛评估量表

↓

评估疼痛,记录

↓

及时反馈连续评估

## 【注意事项】

1. 选择和应用恰当的评估工具，有效评估患儿疼痛。除上述量表之外，还有早产儿疼痛评分（PIPP）、东安大略儿童医院评分法（CHEOPS）、儿童疼痛观察量表（POCIS）等可供选择。

2. 新生儿采用新生儿面部编码系统和CRIES评分法，需要医护人员详细观察新生儿的异常举动，排除其他正常生理活动和反射。

3. 婴幼儿由于认知和表达能力不足无法准确描述疼痛水平，自我评估受到限制，尤其是数字评分法。婴幼儿疼痛评估的重点是行为评估和行为生理相结合的综合评估。

## 【操作评分标准】

婴幼儿疼痛评估操作评分标准见表2-11。

表2-11　婴幼儿疼痛评估操作评分标准

| 项目 | | 操作要求 | 分值 | 考试评分 | 备注 |
|---|---|---|---|---|---|
| 操作前准备（10分） | | 环境准备：温度适宜、安静、安全 | 2 | | |
| | | 物品准备：用物齐全、放置合理 | 2 | | |
| | | 护士准备：着装整洁、洗手、戴口罩 | 6 | | |
| 评估（10分） | | 患儿的年龄、病情、生命体征等情况 | 3 | | |
| | | 患儿的心理状态及合作程度 | 3 | | |
| | | 态度和蔼可亲，语言温和恰当 | 4 | | |
| 操作要点（60分） | 准备 | 协助患儿取舒适体位 | 5 | | |
| | 疼痛临床表现 | 请家长或患儿详细描述疼痛情况 | 5 | | |
| | | 观察患儿疼痛的程度、部位、性质 | 10 | | |
| | | 评估患儿疼痛持续的时间 | 5 | | |
| | 疼痛量表 | 选择合适的疼痛评分工具 | 5 | | |
| | | 根据量表项目观察患儿表情、哭声、活动等内容 | 15 | | |
| | 疼痛评估结果 | 详细填写量表内容 | 5 | | |
| | | 记录量表分值 | 5 | | |
| | | 分析疼痛评分结果 | 5 | | |
| 操作后终末处置（10分） | | 建立疼痛护理表 | 5 | | |
| | | 根据患者情况书写护理记录单 | 5 | | |
| 操作后评价（10分） | | 能说出疼痛评估的注意事项 | 5 | | |
| | | 能熟练与患儿家属沟通 | 5 | | |
| 总分 | | | | | |

## 【选择题】

1. FLACC 量表适用于下列哪种情况的疼痛评估　　（　　）

A. 2 月龄至 7 岁患儿　　B. 10 岁以上患儿　　C. 昏迷患儿

D. 新生儿　　E. 没有年龄限制

2. 患儿 CRIES 量表评分 8 分，其疼痛程度为　　（　　）

A. 无痛　　B. 轻度疼痛　　C. 中度疼痛

D. 重度疼痛　　E. 以上都不对

## 【评判性思考】

1. 患儿疼痛哭闹时，如何交流才能让患儿更好地配合诊疗与护理并有效缓解家长焦躁的情绪？

2. 对于病情危重、反应差、不哭闹的患儿，如何进行疼痛评估？

# 模块三 新生儿诊疗护理技术

# 项目一 婴儿培养箱使用法

## 【实验学时】

1 学时。

## 【实验类型】

技能型实验。

## 【学习目标】

1. 能说出婴儿培养箱使用的目的、设备维护保养方法等。
2. 能正确操作婴儿培养箱。
3. 能熟练与患儿家长交流,适时进行健康教育。

## 【实验目的】

1. 为新生儿创造一个温度和湿度均相适宜的环境,以保持患儿体温的恒定。
2. 为提高早产儿救治成功率提供保障。

## 【临床案例】

患儿陈娟宝,女,10 min。以“胎龄 30 周,生后呻吟样呼吸 10 min”为主诉入院。患儿胎龄 30 周,因其母“重度子痫前期、臀位”行剖宫产,出生体重 1 150 g,羊水清,胎盘、脐带正常,Apgar 评分 1 min 评 7 分(肤色、反应、肌张力各扣 1 分),予复苏气囊面罩正压供氧后,患儿肤色渐红润,5 min 评 9 分(肌张力扣 1 分),未开奶,未排大小便。因生后不久即出现呻吟样呼吸,以“早产儿、极低出生体重儿、新生儿窒息、新生儿呼吸窘迫综合征?”为诊断转入 NICU。入院查体:体温 36.2 ℃,脉搏 150 次/min,呼吸 52 次/min,体重 1 150 g,发育欠佳,营养欠佳,神志清,精神欠佳,全身皮肤黏膜无黄染,无皮疹及出血点,前囟平软,直径约 1.5 cm×1.5 cm,双侧胸廓对称、无畸形,吸气性三凹征阳性,双肺听诊呼吸音低,未闻及干、湿性啰音。心率 150 次/min,心音稍钝,节律齐,各瓣膜听诊区未闻及杂音。腹软,脐带已包扎,脐轮无红肿,肝右肋下 1 cm,质软边钝,脾肋下未触及,肠鸣音正常。脊柱四肢无畸形,末梢循环欠佳,指(趾)甲未达末端,足底纹理>前 1/3。肛门无畸形,外生殖器外观:大阴唇未遮盖小阴唇。四肢肌张力低,觅食反射可引出,吸吮反射弱,拥抱反射可引出,握持反射弱。入院后医嘱给予经鼻连续气道正压通气(NCPAP)氧疗、婴儿培养箱保暖等对症治疗。患儿家长焦躁不安,对患儿病情不了解,担心患儿预后不良。

## 【实验准备】

1. 环境准备：维持适宜的室温（26～28 ℃），光线适宜，环境安全、整洁。

2. 物品准备：预先清洁消毒的婴儿培养箱、灭菌蒸馏水、大浴巾/鸟巢、床单、清洁小毛巾等。

3. 护士准备：着装整洁、修剪指甲、洗手、戴口罩。

## 【操作步骤】

（一）操作前核对、评估、与患儿家长沟通

1. 核对患儿的姓名、性别、日龄等信息。

2. 评估患儿：一般状况，测量体温等生命体征，了解胎龄、出生体重、病情等。

3. 评估家长的心理状态，向家长说明婴儿培养箱使用的目的。

参考解释语：

您好，我是您宝宝的责任护士张××，能告诉我您宝宝的床号和姓名吗？（家长：2 床，陈娟宝。）

因为您宝宝早产，而且体温不稳定，为了给宝宝提供一个适宜的生活环境，需要放入暖箱进行保温，希望您能配合。（家长：好的。）

（二）操作过程

1. 检查婴儿培养箱，洗手，铺床单，准备床单位，关闭婴儿培养箱门及操作窗，锁定培养箱滑轮。

2. 将蒸馏水加入婴儿培养箱水槽内刻度线内。

3. 接通电源，选择温度控制模式（箱温控制/肤温控制），预热婴儿培养箱达到所需的温湿度。婴儿培养箱的温度应根据患儿出生体重及日龄而定（表 3-1），维持在适中温度，箱内湿度一般为 60%～80%。如果患儿体温不升，箱温应设置比患儿体温高 1 ℃。预热时间需 30～60 min。

婴儿培养箱

**表 3-1　不同出生体重早产儿适中温箱温度**

| 出生体重/kg | 温箱温度 | | | |
|---|---|---|---|---|
| | 35 ℃ | 34 ℃ | 33 ℃ | 32 ℃ |
| 1.0～ | 初生 10 d 内 | 10 d 后 | 3 周后 | 5 周后 |
| 1.5～ | | 初生 10 d 内 | 10 d 后 | 4 周后 |
| 2.0～ | | 初生 2 d 内 | 2 d 后 | 3 周后 |
| 2.5～ | | | 初生 2 d 内 | 2 d 后 |

4. 婴儿培养箱达到预设温度，再次核对患儿后，将患儿抱入婴儿培养箱中。如果使用婴儿培养箱的肤控模式调节箱温时，应将温度探头置于患儿腹部较平坦处，用胶布固定探头，一般设置控制探头肤温在 36～36.5 ℃。

5. 加强巡视，监测患儿体温，在最初 2 h，应 30 ~ 60 min 测量体温 1 次，体温稳定后，1 ~ 4 h 测体温 1 次，记录箱温和患儿体温。

6. 患儿达到出箱标准，遵医嘱出箱后，应对婴儿培养箱进行终末清洁消毒处理。

## 【出入婴儿培养箱条件】

1. 入婴儿培养箱条件：体重<2 000 g 者；体温偏低或不升者（如新生儿硬化病等）；需要保护性隔离者（如剥脱性皮炎等）。

2. 出婴儿培养箱条件：体重增加到 2 000 g 以上，室温 22 ~ 24 ℃时能维持正常体温，一般情况良好，吸吮有力者，可出婴儿培养箱；在婴儿培养箱中生活 1 个月以上，体重虽不到 2 000 g，但一般情况良好者，可遵医嘱出箱。

## 【操作流程图】

洗手，戴口罩，准备用物，核对患儿，解释目的

↓

接通电源，检查婴儿培养箱性能

↓

洗手，准备床单位

↓

水槽内加入蒸馏水

↓

打开电源开关，选择温控模式

↓

设置婴儿培养箱温度，预热婴儿培养箱

↓

洗手，患儿更换衣物，入箱

↓

洗手，监测体温，记录

↓

患儿出箱，更换衣物

↓

整理用物，婴儿培养箱终末消毒

## 【注意事项】

1. 注意保持患儿体温维持在 36.5 ~ 37.5 ℃，使用肤温控制模式时应注意探头是否

脱落，造成患儿体温不升的假象，导致箱温调节失控。

2. 婴儿培养箱所在房间室温应维持在 22 ~ 26 ℃，以减少辐射散热，避免放置在阳光直射、有对流风或取暖设备附近，以免影响箱内温度。

3. 操作应尽量在箱内集中进行，并尽量减少开门次数和时间，以免箱内温度波动。

4. 接触患儿前后必须洗手，防止交叉感染。

5. 注意观察患儿情况和婴儿培养箱状态，如婴儿培养箱报警，应及时查找原因，妥善处理，严禁骤然提高婴儿培养箱温度，以免患儿体温上升造成不良后果。

6. 保持婴儿培养箱的清洁，每日清洁并更换蒸馏水，每周更换婴儿培养箱 1 次，彻底清洁、消毒，定期进行细菌监测。

## 【操作评分标准】

婴儿培养箱使用法操作评分标准见表 3-2。

表 3-2　婴儿培养箱使用法操作评分标准

| 项目 | 操作要求 | 分值 | 考试评分 | 备注 |
|---|---|---|---|---|
| 操作前准备（10 分） | 环境准备：温度适宜，环境整洁安全 | 2 | | |
| | 用物准备：用物齐全、放置合理 | 5 | | |
| | 护士准备：着装整洁、洗手、戴口罩 | 3 | | |
| 评估（10 分） | 患儿的日龄、性别、胎龄、出生体重 | 4 | | |
| | 患儿一般情况、生命体征、病情 | 4 | | |
| | 家长心理状况 | 2 | | |
| 操作要点（50 分） | 接通电源，检查婴儿培养箱 | 3 | | |
| | 洗手，准备床单位 | 5 | | |
| | 关闭婴儿培养箱门及操作窗 | 2 | | |
| | 水槽内加蒸馏水到规定水位 | 5 | | |
| | 打开电源开关，选择温控模式 | 5 | | |
| | 根据患儿日龄、出生体重正确设定婴儿培养箱温度，预热 | 6 | | |
| | 洗手，核对患儿，打开包被，为患儿更换尿布、衣物 | 5 | | |
| | 洗手，将患儿抱入婴儿培养箱，抱姿正确，确保患儿安全 | 3 | | |
| | 关闭婴儿培养箱门及操作窗，洗手 | 3 | | |

续表 3-2

| 项目 | 操作要求 | 分值 | 考试评分 | 备注 |
|---|---|---|---|---|
| 操作要点（50 分） | 监测患儿病情、体温、箱温，并记录 | 3 | | |
| | 婴儿培养箱日常清洁 | 2 | | |
| | 患儿达到出箱标准，遵医嘱出箱，抱姿正确 | 3 | | |
| | 将患儿抱到准备好的婴儿床上，换尿布、穿衣服及睡袋 | 5 | | |
| 操作后终末处置（20 分） | 切断电源、倒出水槽内水，清理床单位 | 5 | | |
| | 将水槽等可拆卸部分浸泡消毒 | 5 | | |
| | 掀开箱体，用含氯消毒剂擦拭箱体、箱底内外 | 5 | | |
| | 再用清水擦拭箱体、箱底内外，盖上箱体备用 | 5 | | |
| 操作后评价（10 分） | 操作熟练、规范，流程正确 | 5 | | |
| | 操作前后、进出婴儿培养箱洗手 | 2 | | |
| | 保护患儿安全，动作轻柔，有爱伤观念 | 3 | | |
| 总分 | | 100 | | |

## 【选择题】

1. 一轻度新生儿硬化病患儿，出生体重 2 800 g，出生后 3 d，用婴儿培养箱复温，婴儿培养箱的起始温度应为（　　）

A. 26 ℃　　B. 29 ℃　　C. 30 ℃
D. 32 ℃　　E. 34 ℃

2. 36 周男婴，出生体重 1.5 kg，出生后 3 d 体温不升，需要婴儿培养箱，该婴儿培养箱温度应是（　　）

A. 31 ℃　　B. 32 ℃　　C. 33 ℃
D. 34 ℃　　E. 35 ℃

3. 婴儿培养箱的空气过滤网多久更换一次（　　）

A. 每周更换两次　　B. 每月更换一次　　C. 每两个月更换一次
D. 每两周更换一次　　E. 每日更换一次

4. 婴儿培养箱水槽内蒸馏水应多久更换一次（　　）

A. 每周更换一次　　B. 每周更换两次　　C. 每天更换一次
D. 每天更换两次　　E. 交接班更换一次

5. 使用中的婴儿培养箱多久更换一次（　　）

A. 每周更换一次　　B. 每周更换两次　　C. 每天更换一次
D. 隔日更换一次　　E. 每月更换一次

## 【评判性思考】

1. 在使用婴儿培养箱时，如果打开箱门操作时间久了可能会出现什么报警？这时候怎么处理？

2. 正常工作中的培养箱被断电再重启（如使用中需要对婴儿培养箱进行位置移动）之后会怎样？

3. 婴儿培养箱的箱温调节方式有哪些？

# 项目二 光照疗法

## 【实验学时】

1 学时。

## 【实验类型】

技能型实验。

## 【学习目标】

1. 能说出光照疗法的目的、设备维护保养方法等。
2. 能正确操作光疗箱。
3. 能熟练与患儿家长交流，适时进行健康教育。

## 【实验目的】

1. 治疗新生儿高胆红素血症，降低血清未结合胆红素浓度。
2. 预防胆红素脑病的发生。

## 【临床案例】

患儿高璐宝，男，2 d。以“皮肤黄染 1 d”为主诉入院。患儿系第一胎，第一产，胎龄 40 周+6 d，剖宫产，出生体重 3 230 g，Apgar 评分 1 min 9 分。出生后第 2 天出现皮肤明显黄疸。患儿血型为 A 型，母亲血型为 O 型。以“病理性黄疸，ABO 溶血？”收入院。体格检查：体温 36.5 ℃，心率 132 次/min，呼吸 46 次/min，身长 50 cm，体重 3 400 g，头围 34 cm，胸围 32 cm，意识清醒，精神反应差，激惹状，哭声小。全身皮肤中度黄染。前囟 1.0 cm×1.0 cm，平坦，张力正常，后囟未闭，巩膜黄染；脐带未脱落，脐部无分泌物，脐轮不红，腹软，无包块，肝脾肋下未及，肠鸣音正常。辅助检查：溶血检测弱阳性，吸收、放散试验均阴性。初步诊断：新生儿病理性黄疸，新生儿 ABO 溶血症？新生儿胆红素脑病？医嘱给予蓝光照射 12 h。

## 【实验准备】

1. 环境准备：维持适宜的室温（26～28 ℃），光线适宜，环境安全、整洁。

2. 物品准备：清洁消毒的光疗箱或光疗毯，遮光眼罩，尿布，蒸馏水。光疗箱需预热至适中温度。

3. 护士准备：着装整洁、修剪指甲、洗手、戴口罩。

## 【操作步骤】

（一）操作前核对、评估、与患儿家长沟通

1. 核对患儿的姓名、性别、日龄等信息。

2. 评估患儿：一般状况，测量体温、体重等，了解胎龄、出生体重、黄疸、胆红素检查结果、反应等。

3. 评估家长的心理状态，向家长说明婴儿光疗箱使用的目的。

参考解释语：

您好，我是您宝宝的责任护士王××，能告诉我您宝宝的床号和姓名吗？（家长：1 床，高璐宝。）

因为您宝宝黄疸较重，需要放入蓝光箱进行照射治疗，在这期间请不要在宝宝身上擦爽身粉或油剂，否则会影响光照效果，现在我们要把宝宝放入蓝光箱，希望您能配合，好吗？（家长：好的。）

（二）操作过程

1. 检查光疗箱，将蒸馏水加入光疗箱水槽内，关闭箱门及操作窗，锁定光疗箱滑轮。

2. 接通电源，选择温度控制模式（箱温控制/肤温控制），预热光疗箱至适中温度。

3. 将患儿全身裸露，以增加照射皮肤面积，用尿布遮盖会阴部，尿布应尽量缩小面积或用柔软的带子将折叠或裁剪的尿布穿过患儿会阴后系于腰间，男婴注意保护阴囊；戴遮光眼罩，避免光线损伤患儿的视网膜，光疗箱或光疗灯附近如有其他患儿，也应遮挡设备，避免对其他患儿造成影响。给患儿剪短指甲防止抓伤，双足外踝处用透明薄膜保护性粘贴防止皮肤磨损。再次核对患儿后，将患儿抱入预热好的光疗箱中。如果使用肤控模式调节箱温时，应将温度探头置于患儿腹部较平坦处，用胶布固定探头，一般设置控制探头肤温在 36～36.5 ℃。

光照疗法

4. 设定光疗时间，记录开始照射时间。

5. 监测患儿体温，每 4 h 测体温、脉搏、呼吸一次，每 3 h 喂乳一次，根据患儿体温调节箱温，维持患儿体温稳定。

6. 观察患儿精神反应、呼吸、脉搏、皮肤颜色和完整性、大小便，以及四肢张力有无变化、黄疸进展程度并记录。

7. 光疗时需经常更换体位，仰卧位、俯卧位交替，加强巡视，防窒息，并保持光疗箱的清洁。

8. 光疗结束后测量体温，脱下眼罩，更换尿布，清洁全身皮肤。

9. 患儿出箱后清洁消毒光疗设备，记录出箱时间及灯管使用时间。

## 【操作流程图】

洗手，戴口罩，准备用物，核对患儿，解释目的

↓

接通电源，检查光疗箱性能

↓

洗手,水槽内加入蒸馏水

↓

打开电源开关,选择温控模式

↓

设置适中温度,预热光疗箱

↓

洗手,为患儿脱去衣服,检查皮肤,用尿布遮盖会阴部,戴眼罩

↓

将患儿抱入光疗箱

↓

将肤控温度探头固定在患儿腹部,关闭箱门

↓

设定光疗时间,打开光疗灯,记录

↓

洗手,监测体温,观察病情变化

↓

光疗结束,患儿出箱,更换衣物

↓

整理用物,光疗箱清洁消毒

## 【注意事项】

1. 患儿入箱前须进行皮肤清洁,禁忌在皮肤上涂粉剂和油类。

2. 光疗时随时观察患儿会阴遮盖物、眼罩有无脱落,注意皮肤有无破损。

3. 患儿光疗时较烦躁容易移动体位,因此在光疗过程中,注意观察患儿在光疗箱中的位置,及时纠正不良体位。

4. 维持患儿体温在36.5~37.2 ℃,如体温高于37.8 ℃或者低于35 ℃,应暂时停止光疗。

5. 光疗过程中患儿出现烦躁、嗜睡、高热、皮疹、呕吐、拒奶、腹泻及脱水等症状时,及时与医生联系,妥善处理。

6. 光疗超过24 h会造成体内核黄素缺乏,一般光疗同时或光疗后应补充核黄素,以防止继发的红细胞谷胱甘肽还原酶活性降低导致的溶血。

7. 保持灯管及反射板的清洁,每日擦拭,防止灰尘影响光照强度。

8. 灯管与患儿的距离需遵照设备说明调节,使用时间达到设备规定时限也必须更换。

## 【操作评分标准】

光照疗法操作评分标准见表3–3。

表3–3　光照疗法操作评分标准

| 项目 | 操作要求 | 分值 | 考试评分 | 备注 |
|---|---|---|---|---|
| 操作前准备（10分） | 环境准备:温度适宜,环境整洁安全 | 2 | | |
| | 用物准备:用物齐全、放置合理 | 5 | | |
| | 护士准备:着装整洁、修剪指甲、洗手、戴口罩 | 3 | | |
| 评估（10分） | 患儿的日龄、性别、体重、胎龄 | 4 | | |
| | 患儿一般情况、生命体征、病情 | 4 | | |
| | 家长心理状况 | 2 | | |
| 操作要点（60分） | 接通电源,检查光疗箱 | 3 | | |
| | 洗手,水槽内加蒸馏水 | 3 | | |
| | 打开电源开关,选择温控模式 | 3 | | |
| | 设置适中温度,预热光疗箱 | 5 | | |
| | 洗手,核对患儿 | 5 | | |
| | 为患儿脱去衣物,检查皮肤,用尿布遮盖会阴部,戴眼罩 | 8 | | |
| | 将患儿抱入光疗箱,抱姿正确,确保患儿安全 | 5 | | |
| | 关闭婴儿培养箱门及操作窗,洗手 | 3 | | |
| | 设定光疗时间,打开光疗灯,记录光疗开始时间及光疗灯管使用时间 | 8 | | |
| | 监测患儿病情、体温,并记录 | 5 | | |
| | 日常清洁 | 2 | | |
| | 光疗结束,患儿出箱,抱姿正确 | 5 | | |
| | 将患儿抱到准备好的婴儿床上,更换尿布、穿衣服及睡袋 | 5 | | |
| 操作后终末处置（10分） | 切断电源、倒出水槽内水,将水槽等可拆卸部分浸泡消毒 | 5 | | |
| | 用含氯消毒剂擦拭光疗箱内外,再用清水擦拭 | 5 | | |
| 操作后评价（10分） | 操作熟练、规范,流程正确 | 5 | | |
| | 操作前后洗手 | 2 | | |
| | 保护患儿安全,动作轻柔,有爱伤观念 | 3 | | |
| 总分 | | 100 | | |

## 【选择题】

1. 为降低胆红素浓度,防止或减轻核黄疸,简单而有效的方法是 ( )
   A. 换血疗法 B. 光照疗法 C. 白蛋白静脉滴注
   D. 激素口服 E. 苯巴比妥口服
2. 患儿出生后 24 h,出生体重 3 200 g,血清总胆红素 307.8 μmol/L(18 mg/dL),未结合胆红素 256.5 μmol/L(15 mg/dL),最主要的护理措施是 ( )
   A. 光照疗法 B. 换血疗法 C. 按医嘱输鲜血
   D. 按医嘱补充白蛋白 E. 按医嘱口服鲁米那
3. 光疗的不良反应不包括 ( )
   A. 发热 B. 皮疹 C. 腹泻
   D. 脱水 E. 低血糖
4. 新生儿黄疸采用蓝光照射的目的是 ( )
   A. 增强肝内葡萄糖醛酸转移酶的活性
   B. 促进未结合胆红素从脂溶性向水溶性异构体的转变
   C. 防止红细胞的继续破坏溶解
   D. 促进血浆蛋白与胆红素结合
   E. 增强肝对胆红素的摄取能力
5. 若使用单面光疗箱一般每几小时更换体位一次,可以仰卧位、俯卧位交替更换 ( )
   A. 1 B. 2 C. 3
   D. 4 E. 5

## 【评判性思考】

1. 使用蓝光进行治疗的时候要对患儿做好哪些防护?
2. 临床使用的光疗灯管有哪几种?使用时限分别是多少?
3. 光疗法和光疗设备有哪些?

# 项目三　婴儿辐射保暖台操作技术

## 【实验学时】

1学时。

## 【实验类型】

技能型实验。

## 【学习目标】

1. 能说出婴儿辐射保暖台的应用目的、设备维护保养方法等。
2. 能正确操作婴儿辐射保暖台。
3. 能熟练与患儿家长交流，适时进行健康教育。

## 【实验目的】

1. 为新生儿抢救创造一个温度适宜的环境，以保持患儿体温的恒定。
2. 为医护人员救治新生儿提供适宜的抢救操作台。

## 【临床案例】

患儿肖红宝，女，10 min。以“胎龄 $32^{+2}$ 周，出生后呻吟样呼吸10 min”为代主诉入院。患儿系第2胎第2产，胎龄 $32^{+2}$ 周，因其母“羊水过少、胎儿生长受限？重度子痫前期、胎儿宫内窘迫?”行剖宫产娩出，出生体重750 g，羊水Ⅱ度污染，胎盘正常，脐带正常，Apgar评分1 min 9分（肤色扣1分），5 min 10分，未开奶，二便未排。因生后不久即出现呻吟样呼吸，以“早产儿、超低出生体重儿、新生儿呼吸窘迫综合征”为诊断急转入儿科。产前已用激素，母血型A型Rh阳性。入院查体：体温36.3 ℃，脉搏125次/min，呼吸55次/min，体重750 g，血压55/30 mmHg，早产儿貌，发育差，营养差，神志清，反应欠佳，皮肤黏膜无黄染，无皮疹及出血点。头颅无畸形，前囟平软，直径约1.5 cm×1.5 cm，双眼睑无水肿，结膜无充血，巩膜无黄染，双侧瞳孔等大等圆，对光反射灵敏；耳鼻无畸形，耳郭软，口唇发绀，口腔黏膜光滑完整，咽无充血。颈软，无抵抗，气管居中，呻吟样呼吸，双侧胸廓对称、无畸形，吸气三凹征阳性，双肺听诊呼吸音低，未闻及干、湿性啰音。心率125次/min，心音低钝，节律齐，各瓣膜听诊区未闻及杂音。腹软，脐带已包扎，脐轮无红肿，肝脏右肋下1 cm，质软边锐，脾肋下未触及，肠鸣音正常。脊柱四肢无畸形，活动度正常。末梢循环欠佳，指（趾）甲未达末端，足底纹理<前1/3。肛门无畸形。外生殖器外观：大阴唇未遮盖小阴唇，四肢肌张力正常，觅食反射可引出，拥抱反射可引出，握持反射可引出。胎龄评估：28周。初步诊断：①新生儿呼吸窘迫综合征？②早产儿；③低出生体重儿；④新生

儿感染？⑤小于胎龄儿。医嘱：完善辅助检查，给予 CPAP 氧疗、保暖、补液等对症支持治疗；暂将患儿放置于辐射保暖台进行置管等操作，用保鲜膜遮盖加强保暖、保湿。

## 【实验准备】

1. 环境准备：维持适宜的室温（26～28 ℃），光线适宜，环境安全、整洁。
2. 物品准备：婴儿辐射保暖台，一次性床单，大浴巾，塑料薄膜。
3. 护士准备：着装整洁、修剪指甲、洗手、戴口罩。

## 【操作步骤】

（一）操作前核对、评估、与患儿家长沟通

1. 核对患儿的姓名、性别、日龄等信息。
2. 评估患儿：一般状况，测量体温等生命体征，了解胎龄、出生体重、病情等。
3. 评估家长的心理状态，向家长说明目的。

参考解释语：

您好，我是您宝宝的责任护士徐××，能告诉我您宝宝的床号和姓名吗？（家长：3 床，肖红宝。）

因为您宝宝早产，而且体温和呼吸都不稳定，为了便于宝宝抢救和提供一个适宜的生活环境，需要放入辐射式保暖台，希望您能配合，好吗？（家长：好的。）

（二）操作过程

1. 按要求连接温度控制仪和婴儿保暖台。
2. 校验辐射保暖台的工作状态，保证完好。
3. 连接电源，设备自动进入预热模式，预热辐射保暖台，建议至少在预热模式下运行 30 min 再使用。

婴儿辐射保暖台

4. 核对患儿床号、姓名。
5. 当辐射保暖台温度达到设定的温度时，将患儿放进辐射保暖台。
6. 将皮肤温度传感器探头放在婴儿腹部剑突和肚脐之间，安放探头之前用酒精或温水洗净安放点皮肤，清除油脂和污垢。
7. 根据实际需要选择温度控制方式（预热/手控/肤温）。
8. 观察体温变化，患儿体温是否过高或过低，及时调节控制温度的设定值。

**表 3-4　婴儿辐射保暖台腹壁温度的设定参考值**

| 出生体重/kg | 调节温度/ ℃ |
|---|---|
| <1.0 | 37.0 |
| 1.0～1.5 | 36.8 |
| >1.5～2.0 | 36.6 |
| >2.0～2.5 | 36.4 |
| >2.5 | 36.2 |

## 【操作流程图】

洗手，戴口罩，准备用物，核对患儿，解释目的

↓

接通电源，检查辐射保暖台性能

↓

打开电源开关，选择温控模式

↓

设置温度、预热辐射保暖台

↓

再次核对患儿床号、姓名

↓

将患儿放进辐射保暖台

↓

将皮肤温度传感器探头固定在患儿腹部剑突和肚脐之间

↓

选择温控模式

↓

监测体温，及时调节控制温度的设定值

↓

使用结束清理用物，抱出患儿，消毒辐射保暖台，校验后备用

## 【注意事项】

1. 传感器探头的放置：自动控制型辐射保暖台至少配有一个肤温测量传感器，用于测量皮肤温度的同时为伺服控制提供控制信号。应将传感器探头置于婴儿上腹部，用酒精或干棉球擦去胎脂，将传感器探头用胶布贴于婴儿上腹部。

2. 选择调节温度（给定温度）：辐射保暖台与婴儿培养箱不同，它没有关于腹壁温度与中件温度关系的资料，可采用中性环境温度下的正常腹壁皮肤温度作为辐射台上婴儿腹壁温度设定参考值。

3. 在辐射保暖台首次使用和每次清洁或维护拆装之后，都应校验保暖台的工作状态是否完好。校验下列项目：

开启控制仪→检查“断电”报警功能→检查加热功能→检查 APGAR 评分计时功能→检查时钟→检查黄疸治疗装置及计时→检查“传感器”报警功能→检查“设置”报警功能

→检查“偏差”报警功能→检查“超温”报警功能→检查“检查”报警功能。

4. 警告：①在执行校验程序时从保暖台中抱出患儿；②未通过操作校验程序不得使用保暖台；③在执行校验程序前，设置温度必须高于环境温度 3 ℃。

## 【操作评分标准】

婴儿辐射保暖台操作评分标准见表 3–5。

表 3–5　婴儿辐射保暖台操作评分标准

| 项目 | 操作要求 | 分值 | 考试评分 | 备注 |
|---|---|---|---|---|
| 操作前准备（10 分） | 环境准备：温度适宜，环境整洁安全 | 2 | | |
| | 用物准备：用物齐全、放置合理 | 5 | | |
| | 护士准备：着装整洁、剪指甲，洗手、戴口罩 | 3 | | |
| 评估（10 分） | 患儿的日龄、性别、体重、胎龄 | 4 | | |
| | 患儿一般情况、生命体征、病情 | 4 | | |
| | 家长心理状况 | 2 | | |
| 操作要点（50 分） | 接通电源，检查辐射保暖台性能 | 5 | | |
| | 打开电源开关，选择温控模式 | 7 | | |
| | 设置温度、预热辐射保暖台 | 7 | | |
| | 核对患儿床号、姓名 | 3 | | |
| | 将患儿放进辐射保暖台 | 5 | | |
| | 固定皮肤温度传感器探头 | 6 | | |
| | 选择温控模式 | 6 | | |
| | 监测体温，及时调节控制温度的设定值 | 6 | | |
| | 使用结束，抱出患儿 | 5 | | |
| 操作后终末处置（15 分） | 清理用物 | 5 | | |
| | 消毒抢救台 | 5 | | |
| | 校验后备用 | 5 | | |
| 操作后评价（15 分） | 操作熟练、规范，流程正确 | 5 | | |
| | 操作前后洗手 | 5 | | |
| | 保护患儿安全，动作轻柔，有爱伤观念 | 5 | | |
| 总分 | | 100 | | |

## 【选择题】

1. 使用肤控模式时系统默认的设置温度值是 (　　)

A. 32 ℃　　B. 33 ℃　　C. 34 ℃

D. 35 ℃　　E. 36 ℃

2. 肤控模式设置温度应调至 (　　)

A. 30 ~ 32 ℃　　B. 31 ~ 33 ℃　　C. 36 ~ 36.5 ℃

D. 33 ~ 35 ℃　　E. 34 ~ 36 ℃

## 【评判性思考】

1. 辐射台开机默认哪种模式?
2. 肤温传感器应如何放置? 若肤温传感器脱落可能会出现什么问题?

# 项目四 经皮测黄疸技术

## 【实验学时】

1 学时。

## 【实验类型】

技能型实验。

## 【学习目标】

1. 能说出经皮测疸仪的应用目的等。
2. 能正确操作经皮测疸仪为新生儿准确测量黄疸情况。
3. 能熟练与患儿家长交流,适时进行健康教育。

## 【实验目的】

1. 定量检测新生儿黄疸情况。
2. 动态观察新生儿黄疸变化。

## 【临床案例】

患儿李素宝,女,1 d。以"发现皮肤黏膜黄染半天(约生后 8 h)"为代主诉入院。患儿于半天前发现皮肤黏膜黄染,测经皮胆红素 133.4 μmol/L,无发热、呕吐等,遂就诊于当地医院,查血常规:血红蛋白 117 g/L,血型 O 型 Rh 阳性;总胆红素 223.7 μmol/L,给予头孢哌酮舒巴坦、人免疫球蛋白、光疗等治疗措施,皮肤黏膜黄染无明显减轻,今测经皮胆红素 270.2 μmol/L,为求进一步诊治,急诊以"新生儿溶血病? 新生儿感染"收入 NICU。母血型 B 型 Rh 阴性。入院查体:体温 37 ℃,脉搏 125 次/min,呼吸 55 次/min,体重 3 210 g,血压 69/43 mmHg,足月儿貌,发育正常,营养良好,神志清,反应欠佳,皮肤黏膜中度黄染,背部出血点。初步诊断:新生儿 Rh 溶血病? 新生儿感染? 医嘱:完善辅助检查,给予保暖、补液、光疗等对症支持治疗,患儿黄疸出现早、程度重,经皮测疸仪密切监测黄疸变化,定时检测血清胆红素等,必要时给予换血治疗。

## 【实验准备】

1. 环境准备:维持适宜的室温(26 ~28 ℃),光线适宜,环境安全、整洁。
2. 物品准备:经皮测疸仪,75% 酒精。
3. 护士准备:着装整洁、修剪指甲、洗手、戴口罩。

## 【操作步骤】

(一)操作前核对、评估、与患儿家长沟通

1. 核对患儿的姓名、性别、日龄等信息。
2. 评估患儿一般情况、生命体征及病情。
3. 评估家长的心理状态,向家长说明目的。

参考解释语:

您好,我是您宝宝的责任护士肖××,能告诉我您宝宝的床号和姓名吗?(家长:1床,李素宝。)

因为您宝宝出现了黄疸的情况,为了检测宝宝黄疸的指标,为治疗提供依据,现在需要进行经皮胆红素的检测,希望您能配合,好吗?(家长:好的。)

(二)操作过程

1. 电源开关拨至“I”。
2. 校验仪器(每日1次),消毒探头。
3. READY指示灯亮后,检测前准备就绪。
4. 新生儿取仰卧位,将仪器探头前端面垂直并紧贴新生儿前额(眉心偏上,注意用手遮挡以保护新生儿眼睛),轻轻按压,出现闪光并有读数,抬起仪器,检测完毕。
5. 从读数窗口读取数据(读数时示数与仪器上数字方向一致,即读数时探头朝下)。
6. 按压复位按钮,待READY指示灯亮后可进行下一次检测。
7. 以同样方法测面颊部、胸部,取三个测量点平均值。
8. 检测结束后,将电源开关拨至“O”;用酒精棉球擦拭探头前端面。

经皮测黄疸技术

## 【操作流程图】

洗手,戴帽子,准备用物,解释目的

↓

将电源开关拨至“I”

↓

校验仪器(每日1次),消毒探头

↓

待READY指示灯亮

↓

将仪器探头前端面垂直并紧贴新生儿前额,注意用手遮挡保护眼睛,轻轻按压,出现闪光并有读数,抬起仪器,检测完毕,读取数据

↓

按压复位按钮,待READY指示灯亮后可进行下一次检测

↓

以同样方法测面颊部、胸部,取三个测量点平均值

↓

检测结束后,将电源开关拨至“0”

↓

用酒精棉球擦拭探头前端面

↓

记录,整理用物

## 【注意事项】

1. 仪器校验屏内不能进入液体,表面有污渍可用干纸巾或干棉签清洁擦拭,注意请勿用酒精等任何消毒液和清洁剂,以免导致元器件的腐蚀和损坏,使色屏变色而失去校验意义。

2. 接触患者的探头端面用酒精擦拭消毒。

3. 检查电源电量,及时充电,充电时黄灯亮表明电已接通,绿灯亮表明充电正在进行(关机充电,每次充电 B、C 型 6～8 h,A 型 8～10 h,最长不超过 14 h)。本仪器只能使用专用充电器充电,充电器也只能作仪器充电用。

4. 仪器首次使用前,必须先充电 6 h 后再使用。

5. 电池如有漏电,请勿继续使用。

6. 无论是检测还是效验时,注意探头垂直于被检测部位或校验屏,使探头整个端面紧贴不得有间隙,否则检测结果无效。

7. 每日进行校验,校验屏(00)面不大于 0.3;“20”面不小于 19 不大于 21,否则校验无效。

8. 不使用时请将仪器放置于阴凉干燥处,不得在阳光下暴晒,尤其是校验盘。勿在强磁环境中存放和使用本仪器,以免损坏仪器。

## 【操作评分标准】

经皮测黄疸操作评分标准见表 3-6。

表 3-6 经皮测黄疸操作评分标准

| 项目 | 操作要求 | 分值 | 考试评分 | 备注 |
|---|---|---|---|---|
| 操作前准备(10 分) | 环境准备:温度适宜,环境整洁、安全 | 2 | | |
| | 用物准备:用物齐全、放置合理 | 5 | | |
| | 护士准备:着装整洁、修剪指甲、洗手、戴口罩 | 3 | | |

续表 3–6

| 项目 | 操作要求 | 分值 | 考试评分 | 备注 |
|---|---|---|---|---|
| 评估（10 分） | 患儿的日龄、性别、体重、胎龄 | 3 | | |
| | 患儿一般情况、生命体征、病情 | 4 | | |
| | 家长心理状况 | 3 | | |
| 操作要点（55 分） | 将电源开关拨至“I” | 3 | | |
| | 校验仪器（每日 1 次），消毒探头 | 10 | | |
| | 待 READY 指示灯亮后，检测前准备就绪 | 5 | | |
| | 将仪器探头前端面垂直并紧贴新生儿前额，注意保护眼睛，轻轻按压，出现闪光并有读数，抬起仪器，检测完毕，读取数据 | 19 | | |
| | 按压复位按钮，待 READY 指示灯亮后可进行下一次检测，以同样方法测面颊部、胸部 | 15 | | |
| | 检测结束后，将电源开关拨至“O” | 3 | | |
| 操作后终末处置（10 分） | 用酒精棉球擦拭探头前端面 | 5 | | |
| | 记录，整理用物 | 5 | | |
| 操作后评价（15 分） | 操作熟练、规范，流程正确 | 5 | | |
| | 操作前后洗手 | 5 | | |
| | 保护患儿安全，动作轻柔，有爱伤观念 | 5 | | |
| 总分 | | 100 | | |

## 【选择题】

1. 经皮测胆仪使用前关于校验问题　（　　）

A. 不需要校验　B. 每次使用前校验　C. 每日 1 次

D. 每 3 d 1 次　E. 定期校验

2. 擦拭经皮测胆仪校验屏选择　（　　）

A. 酒精　B. 戊二醛　C. 含氯消毒剂

D. 清水　E. 干棉球

3. 为了减小误差，对每一个新生儿进行检测时，在同一部位测几次，取其平均值　（　　）

A. 2 次　B. 3 次　C. 4 次

D. 5 次　E. 6 次

4. 对经皮测胆仪在进行检测或者用校验盘进行校验时，为保证读数准确，探头整个端面与皮肤外表或校验屏　（　　）

A. 不接触,防止污染　B. 轻触　C. 稍倾斜接触
D. 用力接触,防止读数不准确　E. 垂直紧贴不得有间隙

## 【评判性思考】

1. 当怀疑经皮监测胆红素结果和临床症状不符时,该如何处理?
2. 为了保证经皮测胆仪的使用寿命和准确性,日常保养还要注意哪些问题?

# 项目五 换血疗法

## 【实验学时】

1 学时。

## 【实验类型】

技能型实验。

## 【学习目标】

1. 能说出换血疗法的目的及适应证。
2. 能正确施行换血疗法的操作。
3. 能熟练与患儿家长交流,适时进行健康教育。

## 【实验目的】

1. 通过换血换出致敏红细胞和血清中的免疫抗体,阻止继续溶血。
2. 降低胆红素,防止核黄疸发生。
3. 纠正溶血导致的贫血,防止缺氧及心功能不全。

## 【临床案例】

患儿高洁宝,男,5 d。以“发现皮肤黏膜黄染 8 h”为代主诉入院。患儿于 8 h 前发现皮肤黏膜黄染,经皮测胆红素值 27 mg/dL,遂入住当地 NICU,给予光疗退黄等对症治疗,期间查血清胆红素数值 660 μmol/L,无发热、纳差等症状,为求进一步诊治转上级医院。入院查体:体温 36.9 ℃,脉搏 138 次/min,呼吸 42 次/min,体重 2 900 g,血压 66/32 mmHg,发育正常,营养中等,神智清,精神欠佳,全身皮肤黏膜重度黄染且皮肤发花。入院后告知病重,给予心电监护、保暖、光疗、补液等对症支持治疗,完善辅助检查。

入院后急查患儿总胆红素 437.6 μmol/L,直接胆红素 24.2 μmol/L,其母血型为 O 型 Rh 阳性,子血型为 B 型 Rh 阳性,直接抗人球蛋白弱阳性,抗体释放弱阳性,游离抗体弱阳性。母子 ABO 血型不合,溶血试验阳性,不排除引起胆红素脑病的可能,给予人免疫球蛋白及人血白蛋白应用,并征得患者家属同意,申请换血治疗,置换 O 型 Rh 阳性洗涤红细胞 267 mL,AB 型普通冰冻血浆 133 mL。

## 【实验准备】

1. 环境准备　换血房间准备。

(1)在手术室或经消毒处理的环境中进行,紫外线消毒 30 min。

(2)预热辐射保暖台。

(3)维持室温 26~28 ℃。

2. 物品准备

(1)用物准备:静脉留置针 3 个或脐静脉插管、透明敷贴 3 张、三通管 2 个、延长管 3 根、输血器 2 副、输液器 1 副、各种型号注射器若干、无菌空瓶 1 个、无菌手套 2 副、换药碗、弯盘、量杯、一次性无菌手术衣 2 件,采血管、绷带、夹板、纸尿裤、电极片、血糖试纸、百特袋、消毒用物、换血记录单等。

(2)仪器准备:远红外辐射抢救台(设定肤温 36.5 ℃)、微量注射泵(3 个通道)、输血泵、输液泵、心电监护仪、血糖仪。

(3)药品准备:肝素稀释液(10 U/mL)、肝素稀释液(1 U/mL)、地塞米松、苯巴比妥、葡萄糖注射液、生理盐水、10%葡萄糖酸钙、20%鱼精蛋白等,并按需要准备急救药物。

3. 血源准备

(1)遵医嘱选择血源:Rh 血型不合应采用 Rh 血型与母亲相同,ABO 血型与患儿相同,或抗 A、抗 B 效价不高的 O 型血;ABO 血型不合者可用 O 型的红细胞加 AB 型血浆或用抗 A、抗 B 效价不高的<1∶32 的 O 型血。根据换血目的决定换血量,新生儿溶血换血量为 150~180 mL/kg,约为患儿全身血量的 2 倍。

(2)双人核对(输血查对制度)。

(3)尽量选用新鲜血液,库存不超过 3 d。

4. 护士准备　着装整洁、修剪指甲、规范洗手,戴口罩、手术帽。

5. 患儿准备　遵医嘱换血前禁食 3~4 h(或抽空胃内容物),以防止换血过程中呕吐和误吸。更换纸尿裤,置已预热的辐射台,连接心电监护和血氧饱和度仪,给予安抚奶嘴,必要时可术前半小时肌内注射苯巴比妥 10 mg/kg。

## 【操作步骤】

(一)操作前核对、评估、与患儿家长沟通

1. 核对患儿的姓名、性别、日龄等信息。

2. 评估患儿:了解病史、诊断、胎龄、体重、生命体征、黄疸的程度、正在进行的治疗、外周动静脉充盈等情况。

3. 评估家长的心理状态,向家长说明目的。

参考解释语:

您好,我是您宝宝的责任护士李××,能告诉我您宝宝的床号和姓名吗?(家长:5 床,高洁宝。)

由于您宝宝发生了溶血,血清胆红素值特别高,为了防止宝宝发生胆红素脑病,需要进行换血治疗,希望您能配合,好吗?(家长:好的。)

(二)操作过程

1. 将患儿放在辐射保暖台上仰卧,更换纸尿裤,固定四肢。

2. 洗手,穿无菌手术衣,戴手套。

3. 建立换血通道:可选择脐静脉插管换血或其他较大静脉进行换血,也可选脐动、静脉或外周动、静脉同步换血。

(1)脐动、静脉插管换血:协助医生消毒皮肤置管,上至剑突,下至耻骨联合,两侧至腋中线,铺无菌巾,将硅胶管插入脐静脉,妥善固定。

(2)外周动、静脉换血:选择合适的动静脉,常规消毒后穿刺置管。

输血通道:外周静脉留置针置管 2 处(首选大隐静脉或腋静脉)。

排血通道:外周动脉置管 1 处(常首选桡动脉或选用腋动脉、股动脉)。

4. 动脉穿刺成功后取出针芯接上三通接头,三通接头一端接上充满肝素生理盐水的延长导管,肝素生理盐水(50 U/mL)由 1 个 50 mL 注射器以 30 mL/h 速度通过注射泵均匀输入,另一端接一段输液管作为排血通道,通过输液泵控制排血速度,排血管末端接空百特袋,以准确测定排出血量,输血通道未建立前先关闭排血通道。

5. 外周静脉穿刺成功后接输血管,连接并打开输血加温器,设置温度 37 ℃,经输血泵接上血袋,作为输血通道,两袋血之间用生理盐水冲管,弃去冲管生理盐水。

6. 换血开始前监测生命体征(呼吸、心率、血压、体温),抽取动脉血测血糖、血气分析、血清胆红素、肝肾功能、电解质、凝血全套、血常规,记录抽血量。

7. 双人再次核对血袋及床头卡、腕带,确认无误后开始换血。

8. 换血过程

(1)准确调节出血与输血的速度,并在注射泵上设置好换血总量。输入速度:第一个 30 min 30 mL/(kg · h),第二个 30 min 60 mL/(kg · h),之后提高泵速至 90 mL/(kg · h)。

(2)输液泵排血速度=入血速度+肝素泵入速度。

(3)入血余 30 mL 时停止排血,继续将余血输完。

(4)换血毕,用肝素稀释液(1 U/mL)的注射器封管。

(5)整个换血过程控制在 90 ~ 120 min,不超过 4 h。

9. 监测

(1)每隔 5 min 监测 1 次无创血压。

(2)换血 5 min 后,测体温,严密监测生命体征。

(3)监测血糖,每 30 min 监测血糖,如血糖稳定改为每 60 min 1 次。维持血糖正常,观察百特袋内重量有无持续增加。

(4)换血至总量的 1/2 时复查血气、血常规、电解质及血清胆红素,记录抽血量。

10. 保持抽血通路通畅,每抽出 50 mL 血用 1 U/mL 淡肝素 0.5 mL 间断正压冲洗动脉留置针,观察并根据血袋、出血泵管路、三通内有无凝血来调节肝素浓度。

11. 换血结束后,抽血复查血气、血常规、电解质、血糖、凝血全套及血清胆红素,监测血压、心率、$SpO_2$及体温。

12. 百特袋秤重以计算换出血量,并记录。

13. 换血结束后拔除动脉置管,拔管后按压至出血停止。脐静脉换血者配合医生拔管,结扎缝合。

14. 记录,监测生命体征、血糖和局部伤口情况,观察心功能情况和有无低血糖征象,更换纸尿裤，记录尿量。

15. 安置患儿，继续光疗，整理用物。

16. 严格交接班，观察病情变化及动脉置管侧肢体血液循环情况。

## 【操作流程图】

准备：环境、物品、血源、人员

↓

洗手，穿无菌手术衣，戴手套

↓

建立换血通道：输血通道、排血通道

↓

连接输血、排血通路

↓

连接并打开输血加温器，设置温度

↓

10 U/mL 的肝素稀释液预冲

↓

换血开始前监测生命体征，抽动脉血测生化指标，记录

↓

双人核对患儿信息

↓

换血开始：调节速度，保持换血通路通畅

↓

监测：生命体征、血糖、血气及血清胆红素等，记录抽血量

↓

换血结束，复查血气、血常规、生化、凝血全套及血清胆红素等，监测血压、$SpO_2$及生命体征，百特袋称重，记录

↓

换血后配合医生拔管，结扎缝合，消毒

↓

记录，观察局部伤口及病情变化

## 【注意事项】

1. 开始换血前必须稳定患儿，固定好手脚，必要时应用镇静剂。换血后必须密切监护，换血过程必须详细记录每次进、出血量及液量，并记录生命体征、尿量。

2. 注意保暖：输入的血液要置于室温下预温，保持在 27 ~ 37 ℃，过低的库血温度可能会导致心律失常，温度过高则会导致溶血。

3. 脐静脉插管避免插入过深，插管时见到血液回流即可，插入过深刺激心脏可引起心律失常，此时应立即将插管退出 1 ~ 2 cm。

4. 脐静脉换血可测定静脉压以决定换血速度，换血速度开始每次 10 mL，逐渐增加到每次 20 mL，以后按 2 ~ 4 mL/(kg · min) 速度匀速进行。

5. 如选取桡动脉换血，需双人做改良艾伦试验，了解动脉侧支循环情况。改良艾伦试验方法：抬高手并握拳大约 30 s，在尺动脉和桡动脉上加压，同时堵塞尺动脉、桡动脉，保持手抬高，展开手掌，手苍白，松开尺动脉，手的颜色在 5 ~ 15 s 内恢复，如颜色未转红或恢复时间延长，说明尺动脉供血不足，不能进行桡动脉穿刺。

6. 控制换血速度，速度过快或血液输入速度快于换出速度可导致心力衰竭，表现为烦躁、心动过速、呼吸急促、肝大等，一旦发生，血压严密监测生命体征，减慢输血、输液速度，保持换血的血液进出同步，必要时停止换血，给予吸氧、镇静、利尿、强心。患儿生命体征不稳定时应停止或减慢换血速度。

7. 换血过程中当抽血不顺利时不能用力将血推入，应检查插管位置，注意插管有无堵塞，切忌注入空气。

8. 操作暂停时应将插管中血液用肝素生理盐水冲洗干净。

9. 密切监测心率、呼吸、血压、血氧饱和度及胆红素、血气、血糖变化，换血过程中注意观察患儿肤色、面色、反应，患儿如有激惹、心电图改变等低钙症状时，应给予 10% 葡萄糖酸钙注射液 1 ~ 2 mL/kg 缓慢静推。换血后监护患儿生命体征、黄疸程度及有无嗜睡、拒食、烦躁、抽搐、拥抱反射等变化，观察心功能情况。

10. 动脉通路排血时应将输液器过滤网剪除。

11. 换血后 4 h 内每隔 1 ~ 2 h 测血糖 1 次，以及时发现低血糖。

12. 遵医嘱监测血常规、电解质、血气分析等，换血术后 3 d 预防性使用抗生素和止血药物，以防止感染和出血。

13. 脐动、静脉换血后如病情稳定，换血 6 h 后可试喂糖水，若无呕吐、腹胀可进行正常喂养。经外周动、静脉换血后无须禁食。

## 【操作评分标准】

换血疗法操作评分标准见表 3-7。

表 3-7　换血疗法操作评分标准

| 项目 | 操作要求 | 分值 | 考试评分 | 备注 |
|---|---|---|---|---|
| 操作前准备（15 分） | 环境准备:温度适宜,环境消毒,预热辐射 | 5 | | |
| | 用物准备:用物齐全、放置合理 | 5 | | |
| | 护士准备:护士着装整洁、修剪指甲、洗手、戴口罩,患儿空腹 | 5 | | |
| 评估（10 分） | 患儿的日龄、性别、体重、胎龄 | 2 | | |
| | 患儿病史、诊断、生命体征、一般情况、黄疸 | 3 | | |
| | 评估患儿侧支循环血供情况,桡动脉穿刺前做改良艾伦试验 | 3 | | |
| | 家长心理状况 | 2 | | |
| 操作要点（55 分） | 将患儿放在辐射保暖台上仰卧,贴上尿袋,固定四肢 | 3 | | |
| | 洗手,穿无菌手术衣,戴手套 | 3 | | |
| | 建立换血通道:输血通道、排血通道 | 6 | | |
| | 连接输血、排血通路 | 6 | | |
| | 连接并打开输血加温器,设置温度 | 3 | | |
| | 换血开始前监测生命体征,抽动脉血测生化指标,记录 | 6 | | |
| | 双人核对患儿信息 | 3 | | |
| | 换血开始:准确调节速度,设置换血总量,动脉抽血与静脉输血同步,速度一致,保持换血通路通畅 | 6 | | |
| | 换血中监测:生命体征、血糖、血气及血清胆红素等,记录抽血量 | 6 | | |
| | 换血结束,复查血气、血常规、生化、凝血全套及血清胆红素,监测血压、$SpO_2$ 及生命体征 | 5 | | |
| | 百特袋称重,记录 | 2 | | |
| | 换血后配合医生拔管,结扎缝合,消毒 | 3 | | |
| | 记录,观察局部伤口及病情变化 | 3 | | |
| 操作后终末处置（10 分） | 整理用物,洗手 | 5 | | |
| | 为患儿整理衣物 | 5 | | |
| 操作后评价（10 分） | 操作熟练、规范,流程正确 | 4 | | |
| | 严格无菌操作 | 3 | | |
| | 保护患儿安全,动作轻柔,有爱伤观念 | 3 | | |
| 总分 | | 100 | | |

## 【选择题】

1. 新生儿黄疸出现下列哪种情况应进行换血疗法　(　　)
   A. 黄疸在生后 2 ~3 d 出现
   B. 每日胆红素上升不超过 85 μmol/L(5 mg/dL)
   C. 血清总胆红素<205 μmol/L(12 mg/dL)
   D. 血清总胆红素<257 μmol/L(15 mg/dL)
   E. 血清总胆红素>342 μmol/L(20 mg/dL)
2. 新生儿溶血症的换血量约为婴儿全血量的　(　　)
   A. 1 倍　B. 1.5 倍　C. 2 倍
   D. 2.5 倍　E. 3 倍
3. 母婴 ABO 血型不合而引起的新生儿溶血病患儿需输血时,应输注下列哪一种血液最合适　(　　)
   A. Rh 阴性 O 型血　B. Rh 阳性 O 型血　C. 特殊血型血液
   D. 与患儿 Rh 型相同的 O 型血　E. 只要是 O 型血就可以
4. 新生儿溶血病换血结束后出入量差应　(　　)
   A. <10 ~20 mL　B. <30 ~40 mL　C. <50 ~60 mL
   D. <70 ~80 mL　E. <90 ~100 mL
5. 新生儿溶血病换血结束后血红蛋白应　(　　)
   A. >115 g/L　B. >125 g/L　C. >135 g/L
   D. >145 g/L　E. >170 g/L
6. 新生儿 ABO 溶血病换血下列哪种血液制品可选择　(　　)
   A. AB 型红细胞、O 型血浆　B. O 型红细胞、AB 型血浆
   C. AB 型红细胞、AB 型血浆　D. O 型红细胞、O 型血浆
   E. 与患儿血型相同的红细胞和血浆

## 【评判性思考】

1. 患儿换血过程中,可能还有哪些潜在并发症? 需要加强观察的还有哪些方面?
2. 换血过程中应如何做好医护配合?
3. 针对不同文化背景的患儿家长,如何达到更好的护患交流效果?

# 项目六 脐静脉给药法

## 【实验学时】

1 学时。

## 【实验类型】

技能型实验。

## 【学习目标】

1. 能说出患儿脐静脉给药的目的。
2. 能正确实施操作。
3. 能熟练与患儿家长交流，适时进行健康教育。

## 【实验目的】

1. 为患儿建立并维护好快速静脉通路。
2. 为提高患儿救治成功率，提供及时的治疗。

## 【临床案例】

患儿孙焕焕，女，10 min。以“胎龄 $29^{+4}$ 周，生后呻吟样呼吸 10 min”为代主诉入院。患儿系剖宫产，出生体重 960 g，羊水清，胎盘正常，脐带绕颈 1 周，Apgar 评分 1 min 9 分（皮肤颜色扣 1 分）、5 min 9 分（皮肤颜色扣 1 分），未开奶，大小便未排。因生后不久即出现呻吟样呼吸，以“早产儿、超低出生体重儿、新生儿呼吸窘迫综合征”为诊断急转入科。入院查体：体温 36.5 ℃，脉搏 137 次/min，呼吸 35 次/min，体重 960 g，血压 59/34 mmHg，早产儿貌，发育欠佳，营养欠佳，反应欠佳。全身青紫，皮肤黏膜无黄染，无皮疹及出血点。头颅无畸形，前囟平软，双侧胸廓对称、无畸形，吸气性三凹征阳性，双肺听诊呼吸音低，未闻及干、湿性啰音。心率 137 次/min，心音低钝，节律齐，各瓣膜听诊区未闻及杂音。腹软，脐带已包扎，脐轮无红肿，肝右肋下 1 cm，质软边锐，脾肋下未触及，肠鸣音减弱。末梢循环欠佳，指（趾）甲未达末端，足底纹理<前 1/3。肛门无畸形，外生殖器见大阴唇未遮盖小阴唇，四肢肌张力低，觅食反射未引出，吸吮反射未引出，拥抱反射未引出，握持反射弱。胎龄评估：29 周。

入院后给予的处理：①进行血常规、肝肾功能、血气分析、胸片等相关检查；②保暖、补液、对症及支持治疗，因患儿出生体重小，早期喂养量不足，予以静脉营养治疗；③患儿反应欠佳，病情危重，给予心电监护、书面告知病危等；④患儿胎龄小，体重超低，呻吟样呼吸明显,需应用肺泡表面活性物质,若呼吸困难加重,根据胸片结果,可能需反复多次应用。

## 【实验准备】

1. 环境准备:环境整洁、安静、光线充足,符合无菌操作、职业防护要求。

2. 物品准备:无菌盘、无菌治疗巾、皮肤消毒剂、棉签、一次性注射器(50 mL、20 mL或10 mL)、一次性延长管、一次性无菌输液针头、生理盐水、输液贴、医用胶带、巡视卡、注射卡、弯盘、速干手消毒剂、笔、手表、锐器盒、微量注射泵,必要时备配电盘。

3. 护士准备:着装整洁、修剪指甲、洗手、戴口罩。

## 【操作步骤】

(一)操作前核对、评估、与患儿家长沟通

1. 核对患儿的姓名、性别、日龄等信息。

2. 评估患儿:一般状况,监测体温等生命体征,了解胎龄、出生体重、病情等,评估脐静脉导管的情况,包括置管时间,导管的外露长度,以免脱管。

3. 评估家长的心理状态。

参考解释语:

您好,我是您宝宝的责任护士徐××,能告诉我您宝宝的床号和姓名吗?(家长:2床,孙焕焕。)

由于您宝宝早产体重小,吃的奶量不足,除了给宝宝静脉营养治疗外还要给一些药物治疗,为了保证静脉通路的通畅以便安全给药,需要进行脐静脉导管的维护和给药,希望您能配合,好吗?(家长:好的。)

(二)操作过程

脐静脉给药法

1. 携用物至患儿床旁,核对患儿信息,查看心电监护仪,了解患儿病情,向患儿家属说明目的、方法、配合要点,询问需求并协助解决。

2. 稳妥放置并固定微量输液泵,接通电源,检查机器性能。

3. 快速洗手,将抽取生理盐水的10 mL注射器连接输液接头,排尽空气后将注射器固定于微量注射槽内,遵医嘱设置单位时间内药物注射量。

4. 将患儿仰卧于婴儿辐射保暖床上,协助取合适体位。

5. 评估患儿脐部情况,观察脐部有无渗血、渗液、红肿等情况,查看脐静脉置管外露长度。

6. 快速洗手,消毒脐静脉导管及肝素帽。

7. 检查延长管内有无空气。

8. 再次消毒脐静脉导管肝素帽,将输液针头刺入肝素帽,脉冲式冲管,通畅后,连接延长管,妥善固定输液针头。

9. 再次查看脐静脉插管外露长度,打开泵入开关,按启动键开始注射药液。

10. 再次核对治疗卡与泵入速度,填写输液巡视卡各项内容。

11. 向家属交代注意事项,整理患儿床单位。

12. 整理用物,洗手,记录。

## 【操作流程图】

着装整洁,洗手,戴口罩,准备用物

↓

携用物至床旁,核对患儿信息,查看生命体征,解释目的

↓

稳妥放置并固定微量注射泵,接通电源,检查机器性能

↓

快速洗手,将抽注射器固定于微量注射槽内,遵医嘱设置注射量

↓

取合适体位,评估患儿脐部情况,查看脐静脉插管外露长度

↓

快速洗手,严格消毒脐静脉导管肝素帽

↓

检查延长管内有无空气

↓

再次消毒脐静脉导管肝素帽,接针头,脉冲式冲管,连接注射器

↓

再次查看脐静脉插管外露长度,打开泵入开关,按启动键

↓

再次核对治疗卡与泵入速度,填写输液巡视卡各项内容

↓

向家属交代注意事项,整理患儿床单位

↓

整理用物,洗手,记录

## 【注意事项】

1. 严格执行无菌操作原则和查对制度。
2. 禁止从导管处采集血标本。
3. 脐静脉导管使用期间,每日检查脐静脉导管的外露长度,以免脱管。
4. 严密观察患儿病情变化,注意心电监护各项指标,做好脐部护理。
5. 每日评估脐静脉插管留置的必要性,患儿若有呼吸暂停、喂养不耐受、发热、反应

差等与导管相关血流感染表现时，应及时告知医生。

6. 预防脐炎、败血症感染，以及空气栓塞、静脉血栓、脐出血、急性肺水肿等并发症。

7. 连续泵入 24 h 以上者，每 24 h 更换一次延长管，禁止使用输液管代替延长管。

## 【操作评分标准】

脐静脉给药法操作评分标准见表 3-8。

表 3-8　脐静脉给药法操作评分标准

| 项目 | 操作要求 | 分值 | 考试评分 | 备注 |
|---|---|---|---|---|
| 操作前准备（9 分） | 环境准备：温度适宜，环境整洁安全 | 2 | | |
| | 用物准备：用物齐全、放置合理 | 5 | | |
| | 护士准备：着装整洁、修剪指甲、洗手、戴口罩 | 2 | | |
| 评估（6 分） | 患儿的日龄、性别、胎龄、出生体重 | 2 | | |
| | 患儿一般情况、生命体征、病情、导管 | 2 | | |
| | 家长心理状况 | 2 | | |
| 操作要点（60 分） | 携用物至患儿床旁，核对患儿信息，查看心电监护仪，了解患儿的病情，向患儿家属说明目的、方法、配合要点，询问需求并协助解决 | 5 | | |
| | 稳妥放置并固定微量注射泵，接通电源，检查机器性能 | 3 | | |
| | 卫生手消毒，将抽取生理盐水的 10 mL 注射器连接输液接头，排尽空气后将注射器固定于微量注射槽内，遵医嘱设置单位时间内药物注射量 | 5 | | |
| | 将患儿仰卧于婴儿辐射保暖床上，取合适体位 | 3 | | |
| | 评估患儿脐部情况，观察脐部有无渗血、渗液、红肿等情况，查看脐静脉插管外露长度 | 8 | | |
| | 卫生手消毒，严格消毒脐静脉导管肝素帽 | 5 | | |
| | 检查延长管内有无空气 | 5 | | |
| | 再次消毒脐静脉导管肝素帽，将输液针头刺入肝素帽，脉冲式冲管，通畅后，连接延长管，妥善固定输液针头 | 10 | | |
| | 再次查看脐静脉插管外露长度，打开泵入开关，按启动键开始注射药液 | 5 | | |
| | 再次核对治疗卡与泵入速度，填写输液巡视卡各项内容 | 5 | | |
| | 向家属交代注意事项，整理患儿床单位 | 3 | | |
| | 整理用物，洗手，记录 | 3 | | |

续表 3-8

| 项目 | 操作要求 | 分值 | 考试评分 | 备注 |
|---|---|---|---|---|
| 操作后终末处置（10 分） | 切断电源，取出注射器，设备按照要求擦拭 | 5 | | |
| | 所用物品分类放置 | 5 | | |
| 操作后评价（15 分） | 符合无菌技术操作原则及查对制度 | 5 | | |
| | 注射器放置位置正确，连接管衔接紧密 | 5 | | |
| | 规范使用注射泵，报警时及时查看，排除故障 | 5 | | |
| 总分 | | 100 | | |

## 【选择题】

1. 脐静脉给药连续泵入 24 h 以上者，多久更换一次注射器延长管（　　）

A. 4 h　　B. 8 h　　C. 12 h
D. 24 h　　E. 48 h

2. 多长时间需要检查一次脐静脉导管的外露长度（　　）

A. 每 1 h　　B. 每 4 h　　C. 每 12 h
D. 每日　　E. 隔日

3. 脐静脉导管一般可以留置的时间是（　　）

A. 1 d　　B. 2 d　　C. 3 d
D. 5 d　　E. 7 d

## 【评判性思考】

1. 给该患儿脐静脉给药过程中，可能还有哪些潜在并发症？
2. 针对不同文化背景的患儿家长，如何达到更好的护患交流效果？

# 模块四 穿刺与给药技术

# 项目一 口服给药法

## 【实验学时】

1 学时。

## 【实验类型】

技能型实验。

## 【学习目标】

1. 掌握口服给药的程序和方法。
2. 熟悉口服给药的注意事项。
3. 能熟练与患儿及其家长交流,适时进行健康教育。

## 【实验目的】

1. 协助患儿遵医嘱安全、正确地服下药物。
2. 达到症状改善、疾病治疗、维持正常生理功能、协助诊断和预防疾病的作用。

## 【临床案例】

患儿丁磊,男,1 岁。因"食欲差,发热伴腹泻 3 d"为代主诉入院。3 d 前无明显诱因出现发热,体温 38.2 ℃,咳嗽、流涕,大便次数增多,每日 4 ~6 次,稀水样,无腹痛。体格检查:患儿神志清,精神稍差,皮肤弹性稍差,咽充血,尿量尚可,体温 37.4 ℃,入院后完善相关检查、化验,给予抗病毒、补液等治疗。现遵医嘱给予双歧杆菌乳杆菌三联活菌片 1.0 g(0.5 g/片)口服,一日 3 次。

## 【实验准备】

1. 环境准备:环境整洁、光线明亮、温暖安全。
2. 物品准备:发药车、药杯、药匙、量杯、滴管、茶壶、温开水、医嘱本、服药本、服药卡、手电筒。
3. 护士准备:着装整洁、洗手、戴口罩。

## 【操作步骤】

(一)操作前核对、评估、与患儿家长沟通

1. 核对患儿的床号、姓名、年龄等信息。

2. 评估患儿的病情、吞咽能力、配合程度、有无过敏史及药物使用情况。

3. 向患儿及家属解释给药目的及服药注意事项。

参考解释语：

您好，能告诉我您孩子的床号和姓名吗？（家长：3 床，丁磊。）

丁磊妈妈，我是孩子的责任护士李××，今天丁磊拉肚子，医生给开了治疗腹泻的药。您知道孩子过去对药物有过敏的吗？（家长：没有。）

我现在需要检查一下丁磊的口腔，看看有无溃疡、溃烂的地方。（护士：口腔完好，无溃疡、破溃处。）

好的，请稍等，我去准备药物马上过来。

（二）操作过程

1. 准备药物

（1）洗手，核对医嘱及药物。用药匙取出所需药片；对于不会吞药的患儿应将药片碾碎后溶于温开水，拌匀。

（2）请另一护士复核药物及服药本。

（3）将治疗盘、服药单、服药卡放置治疗车。

2. 发药

（1）推发药车至病床。

（2）核对患儿床号、姓名、药名、剂量、浓度、方法及用药时间。

（3）协助患儿取端坐位或半卧位。

参考解释语：

丁磊妈妈，这是治疗腹泻的药物双歧杆菌乳杆菌三联活菌片，平时需要放在冰箱内冷藏，一天 3 次，一次 2 片，可以碾碎后用温开水或温牛奶冲服。现在药已经准备好了，我来给丁磊服药，您可以在旁边协助。（家长：好的。）

（4）服药：提供温开水，协助患儿服药，并确认患儿服下。

A. 奶嘴喂药法：将药液放在奶嘴中，充满奶嘴前端。将奶嘴轻触婴儿口角塞入婴儿口中，待婴儿将药液吸吮完毕后，奶嘴内放入少量温开水，让婴儿吸吮完毕，起到冲洗口腔作用。

B. 奶瓶喂药法：将药液放在奶瓶中，倒置奶瓶使奶嘴充满药液，塞入婴儿口中。药液吸吮完毕后，奶瓶内放入少量温开水，让婴儿吸吮完毕，起到冲洗口腔作用。

C. 药杯或药匙喂药法：护士左手固定患儿前额并轻捏双颊，右手用药杯或药匙从患儿口角倒入口内，并停留片刻，直至其咽下药物。顺利服药后喂服少量温开水。

（5）药袋放回时再次核对。

（6）观察患儿服药后反应。

（7）整理用物。

（8）洗手，记录。

参考解释语：

丁磊妈妈，药已经给孩子顺利服下了。口服药的作用需要一定的时间，先让孩子休息一下，有事随时按呼叫器叫我，我也会定时巡视病房。谢谢您的配合。

## 【操作流程图】

洗手，戴口罩，准备用物

↓

核对、评估患儿并询问有无过敏史
向患儿及家属解释给药目的及服药注意事项

↓

洗手、备药

↓

再次核对患儿信息

↓

协助患儿取舒适位

↓

协助患儿服药

↓

再次核对，观察患儿服药后反应

↓

整理用物

↓

洗手，记录

## 【注意事项】

1. 严格执行"三查七对"制度与无菌操作原则。

2. 根据药物及患儿情况选择给药方式。婴幼儿、鼻饲、上消化道出血的患儿应将所需的固体药物碾碎；危重患儿应喂服。

3. 婴儿哭闹时不可喂药，以免引起呕吐呛入气管；呛咳时暂停喂药，并轻轻叩击背部。对于不配合的患儿，可采取双人喂药。

4. 婴儿喂养完毕后，可用手轻拍其背部，以减少吐药。

5. 交代服药的注意事项，观察患儿服用后反应及效果，保证患儿用药安全。

## 【操作评分标准】

口服给药法操作评分标准见表 4-1。

表 4-1　口服给药法操作评分标准

| 项目 | | 操作要求 | 分值 | 考试评分 | 备注 |
|---|---|---|---|---|---|
| 操作前准备（15 分） | | 环境准备：温度适宜、明亮、安全 | 3 | | |
| | | 物品准备：用物齐备、放置合理 | 6 | | |
| | | 护士准备：着装整洁、洗手、戴口罩 | 6 | | |
| 评估（10 分） | | 患儿年龄、病情、意识状态、自理能力、合作程度、用药史、过敏史、不良反应史 | 3 | | |
| | | 患儿有无口腔、食管疾病，有无吞咽困难、呕吐、禁食，是否留置胃管等 | 3 | | |
| | | 态度和蔼可亲，语言温和恰当 | 4 | | |
| 操作要点（50 分） | 摆药（10 分） | 核对医嘱 | 4 | | |
| | | 取出所需药品，可根据需要研碎拌匀 | 6 | | |
| | 发药（9 分） | 推发药车至床旁 | 3 | | |
| | | 再次核对并解释 | 6 | | |
| | 喂药（19 分） | 协助患儿取舒适体位 | 3 | | |
| | | 根据患儿年龄及病情选择合适的喂药方式 | 5 | | |
| | | 协助患儿服药 | 5 | | |
| | | 确认药物服下 | 3 | | |
| | | 服药后喂少许温开水 | 3 | | |
| | 喂药后（12 分） | 再次核对口服药单和患儿信息 | 4 | | |
| | | 观察服药反应 | 4 | | |
| | | 告知服药后注意事项 | 4 | | |
| 操作后终末处置（10 分） | | 整理床单位，拉好床档 | 3 | | |
| | | 终末处置，整理用物 | 3 | | |
| | | 洗手，记录 | 4 | | |
| 操作后评价（15 分） | | 患儿体位舒适，无呛咳 | 3 | | |
| | | 给药剂量准确 | 3 | | |
| | | 动作轻、稳、正确 | 3 | | |
| | | 无菌观念强 | 3 | | |
| | | 与患儿家长沟通到位，健康宣教正确 | 3 | | |
| 总分 | | | 100 | | |

## 【选择题】

1. 给婴幼儿喂药时，正确的做法是 （　　）
   A. 将药物切碎后喂
   B. 婴幼儿抱起取半坐卧位
   C. 婴幼儿哭闹不安不配合时轻捏鼻孔使药液沿口角缓慢咽下
   D. 口感不佳的药物可与食物一起喂
   E. 管饲的患儿要抬高床尾
2. 儿童给药方法中最常用的是 （　　）
   A. 口服法　　B. 肌内注射法　　C. 静脉注射法
   D. 雾化吸入法　　E. 外用法

## 【评判性思考】

1. 影响患儿口服用药的因素有哪些？
2. 如何给婴儿喂药？若婴儿出现恶心、呕吐，如何处理？

# 项目二　臀中肌、臀小肌注射技术

## 【实验学时】

1 学时。

## 【实验类型】

技能型实验。

## 【学习目标】

1. 熟悉臀中肌、臀小肌注射技术的操作流程。
2. 掌握臀中肌、臀小肌注射技术的定位方法。
3. 能熟练与患儿及家属交流,适时进行健康教育。

## 【实验目的】

1. 给予需要一定时间内产生药效而不能或不宜口服的药物。
2. 给予不宜或不能做静脉注射的药物,要求比皮下注射更迅速产生疗效。
3. 注射刺激性较强或药量较大的药物。

## 【临床案例】

患儿王鹏,男,2 岁。以"阵发性腹痛、呕吐 12 h"为代主诉入院,临床诊断为肠套叠。体格检查:右上腹可触及腊肠样肿块,表面光滑,略有弹性,稍可移动。辅助检查:腹部 B 超在套叠部位横断扫描可见同心圆或靶环状肿块图像,纵断扫描可见"套筒征",为使患儿配合检查,现遵医嘱给予患儿肌内注射苯巴比妥(鲁米那)注射液 50 mg。

## 【实验准备】

1. 环境准备:温度适宜、明亮、安全。

2. 物品准备:治疗车、清洁治疗盘、无菌纱布、注射器、针头、棉签、皮肤消毒液、手消毒液、注射卡、弯盘、利器盒,按医嘱备药等。

3. 护士准备:着装整洁、洗手、戴口罩。

## 【操作步骤】

(一)配置流程

1. 查对药品名称、浓度、剂量、有效期、药品质量。

2. 选择合适的注射器(2 mL 注射器)与针头。

3. 消毒并打开安瓿。

4. 抽吸药液。

5. 再次查对。

6. 整理用物,洗手(流动水洗手)。

(二)操作前核对、评估、与患儿家长沟通

1. 核对患儿的床号、姓名、年龄等信息。

2. 评估患儿的病情、配合程度。

3. 向患儿及家属解释,取得合作。

参考解释语:

您好,能告诉我您孩子的床号和姓名吗?(家长:2 床,王鹏。)

王鹏妈妈,我是孩子的责任护士李××,为了让孩子配合检查,需要遵医嘱为王鹏进行肌内注射。(家长:好的。)让我检查下孩子臀部的皮肤情况。(护士:臀部皮肤完好,无红肿,无硬结。)

请您稍等,我去准备一下,马上过来。

(三)操作过程

1. 将药物携至患儿床旁,核对床头卡及腕带信息,再次查对药物。

2. 协助患儿取舒适卧位,选择注射部位。

臀中肌、臀小肌注射技术

(1)定位方法一:以示指尖和中指尖分别置于髂前上棘和髂嵴下缘处,在髂嵴、示指、中指之间构成一个三角形区域,其示指与中指构成的内角即为注射部位(左手定右侧,右手定左侧)。

(2)定位方法二:髂前上棘外侧三横指处(以患儿手指宽度为准)。

3. 洗手。

4. 消毒皮肤,待干。

5. 更换针头,排尽空气。

6. 再次查对。

7. 绷紧皮肤,注射器垂直快速进针。固定针栓,抽回血。根据药物性质掌握注射速度。注射完毕用干棉签轻压穿刺处,快速拔针后按压片刻。

8. 协助患儿取舒适卧位,整理床单位。

9. 操作后查对。

10. 整理用物,洗手。

参考解释语:

王鹏妈妈,现在已经为王鹏小朋友肌内注射完毕,稍后孩子会出现瞌睡情况,属正常现象,如果有需要请及时按呼叫器叫我,我也会经常来巡视的,谢谢您的配合。

## 【操作流程图】

洗手,戴口罩,准备用物,摆放有序
↓
核对药品,查对医嘱,抽吸药液
↓
核对床头卡及腕带,解释目的
↓
取舒适体位,选注射部位,消毒
↓
更换针头,再次查对后注射,按压止血
↓
整理用物,洗手

## 【注意事项】

1. 严格执行查对制度,操作熟练,符合规范要求。

2. 无菌观念强,无污染。

3. 关心患儿,用药知识宣教到位,沟通有效。

4. 若针头折断,应先稳定患儿及家属情绪,并嘱患儿保持原位不动,固定局部组织,以防断针移位,同时尽快用无菌血管钳夹住断端取出;如断端全部埋入肌肉,应快速请外科医生处理。

## 【操作评分标准】

臀中肌、臀小肌注射技术操作评分标准见表4-2。

表4-2 臀中肌、臀小肌注射技术操作评分标准

| 项目 | 操作要求 | 分值 | 考试评分 | 备注 |
| --- | --- | --- | --- | --- |
| 操作前准备(15分) | 环境准备:温度适宜、明亮、安全 | 3 | | |
| | 物品准备:用物齐全、放置合理 | 6 | | |
| | 护士准备:着装整洁、洗手、戴口罩 | 6 | | |
| 评估(10分) | 患儿的姓名、性别、年龄 | 3 | | |
| | 患儿病情、合作程度 | 3 | | |
| | 态度和蔼可亲,语言温和恰当 | 4 | | |

续表 4-2

| 项目 | | 操作要求 | 分值 | 考试评分 | 备注 |
|---|---|---|---|---|---|
| 操作要点（50分） | 药液配置（15分） | 查对药品名称、浓度、剂量、有效期、药品质量 | 2 | | |
| | | 选择合适的注射器(2 mL 注射器)与针头 | 2 | | |
| | | 消毒并打开安瓿 | 3 | | |
| | | 抽吸药液 | 3 | | |
| | | 再次查对 | 2 | | |
| | | 整理用物，洗手 | 3 | | |
| | 注射药液（35分） | 协助患儿取舒适卧位 | 2 | | |
| | | 选择注射部位 | 3 | | |
| | | 洗手 | 3 | | |
| | | 消毒皮肤，待干 | 3 | | |
| | | 更换针头，排尽空气 | 4 | | |
| | | 再次查对 | 2 | | |
| | | 绷紧皮肤，注射器垂直快速进针 | 4 | | |
| | | 固定针栓，抽回血 | 4 | | |
| | | 根据药物性质掌握注射速度 | 4 | | |
| | | 注射完毕用干棉签轻压穿刺处，快速拔针后按压片刻 | 3 | | |
| | | 观察用药后反应 | 3 | | |
| 操作后终末处置（10分） | | 整理用物，洗手 | 3 | | |
| | | 终末处置，预防交叉感染，洗手 | 3 | | |
| | | 记录 | 4 | | |
| 操作后评价（15分） | | 无菌观念强，无污染 | 3 | | |
| | | 操作规范、熟练 | 4 | | |
| | | 注意保暖，体现对患儿的人文关怀 | 4 | | |
| | | 与患儿家长沟通到位，健康宣教正确 | 4 | | |
| 总分 | | | 100 | | |

## 【选择题】

1. 下列有关肌内注射描述错误的是　　（　　）

A. 肌内注射起效快，比静脉注射安全，为首选的给药方法

B. 肌内注射次数过多可造成臀肌挛缩，影响下肢功能

C. 上臂三角肌适用于 3 岁以上儿童小剂量药物的注射部位

D. 不合作、哭闹的婴幼儿，可采取“三快”的特殊注射技术
E. “三快”是指进针、注药及拔针均快，缩短时间防止发生意外

2. 臀中肌、臀小肌定位方法正确的是　　（　　）
A. 髂前上棘和尾骨连线的外上 1/3 处
B. 髂前上棘外侧两横指处（以护士手指为标准）
C. 髂前上棘外侧两横指处（以患儿手指为标准）
D. 以示指尖和中指尖分别置于髂前上棘和髂嵴下缘处，注射部位在示指和中指构成的角内
E. 以大腿中部外侧，膝上一掌宽处

## 【评判性思考】

1. 如何转移患儿的注意力及使用无痛技术，以减少注射时产生的疼痛？
2. 采用什么措施可以避免注射部位硬结的发生？

# 项目三 股静脉穿刺法

## 【实验学时】

1 学时。

## 【实验类型】

技能型实验。

## 【学习目标】

1. 能说出股静脉穿刺的目的和适应证等。
2. 能正确进行股静脉穿刺。
3. 能熟练与患儿家长交流和安抚患儿,适时进行健康教育。

## 【实验目的】

1. 采集血标本检查血液中血细胞、血浆、血型、抗原、抗体及血中各种化学成分等变化,作为协助疾病诊断、治疗的参考或依据。
2. 检查药物血药浓度,作为调整药物剂量的参考。
3. 判断患儿病情进展程度。

## 【临床案例】

患儿王兵,男,1 个月 2 d。以"间断面色苍白、呼吸急促 12 h、可疑抽搐 1 次"为代主诉入院。12 h 前患儿无明显诱因出现面色苍白、呼吸急促、手脚冰凉、精神反应差,6 h 前患儿出现可疑抽搐,表现为双眼向上凝视、嘴向右偏斜、面色苍白、呼之不应,持续约 5 min后缓解。入院后体格检查:体温 36.7 ℃,心率 157 次/min,呼吸 41 次/min,听诊双肺呼吸音粗。遵医嘱给予抗炎、营养等药物应用,并给予查血气分析、肝肾功能、血常规、C 反应蛋白等辅助检查,现为患儿行股静脉穿刺法采血。

## 【实验准备】

1. 环境准备:环境整洁、温暖、明亮。
2. 物品准备:治疗盘、5 mL/10 mL 注射器、吉尔碘、棉签、采血管、弯盘等。
3. 护士准备:操作前洗手、戴口罩。

## 【操作步骤】

（一）操作前核对、评估、与患儿家长沟通

1. 核对患儿的床号、姓名、性别等信息。

2. 查对医嘱，贴化验条码于试管上。

3. 评估患儿病情、年龄、意识状态，观察穿刺部位的皮肤及血管状况；根据患儿的年龄做好解释工作。

4. 评估患儿周围环境、光照情况。

参考解释语：

您好，能告诉我您宝宝的床号和姓名吗？（家长：2 床，王兵。）

我是王兵的责任护士李××，根据宝宝的目前情况，为明确诊断，需要对宝宝进行抽血化验。因为宝宝年龄较小，血管隐匿，而且比较胖，需要采用股静脉穿刺采血，请您先为宝宝把尿，清洗会阴部，一会儿需要把宝宝抱到治疗室进行采血，谢谢您的配合。（家长：好的。）

（二）操作过程

1. 抱患儿到治疗室，臀下铺治疗巾，将患儿仰卧于治疗床上，脱下穿刺侧裤腿，助手协助固定患儿大腿外展呈蛙形，小婴儿用尿布遮挡外阴，以免排尿污染穿刺部位。

2. 护士站在穿刺侧，用一手在患儿腹股沟中、内 1/3 交界处，以左手示指触及股动脉搏动最明显处，取出注射器备用。

股静脉穿刺法

3. 常规消毒穿刺部位皮肤及护士左手示指，穿刺部位皮肤消毒直径不小于 5 cm，用消毒的示指再次扪及股动脉搏动最明显处，并予以固定。

4. 右手持注射器穿刺取血。

（1）直刺法：在股动脉搏动点内侧 0.5 cm 处垂直刺入 1 ~ 1.5 cm 或感觉有阻力时停止进针。

（2）斜刺法：在距股动脉搏动点内下 1 ~ 2 cm 处，针尖与腿轴平行呈 30° ~ 45°斜刺入股静脉。

5. 缓慢向上提针，边提边抽回血，见有暗红色回血时固定针头，抽取所需血量。

6. 拔针，按压穿刺处至血止。将所抽血液沿采血管壁缓慢注入。

7. 更换清洁尿布，穿好衣裤，撤去治疗巾，整理用物。

8. 再次核对患儿、标本、检验单。

9. 洗手，记录。

参考解释语：

家长，谢谢您的配合，宝宝的血已经采好了，可以让他休息一会儿。如果宝宝有任何不适，请您随时呼叫我们。

## 【操作流程图】

洗手，戴口罩，准备用物，调节室温，核对患儿，解释目的

↓

患儿仰卧，大腿外展呈蛙形，臀下铺治疗巾

↓

定位：患儿腹股沟中、内 1/3 交界处，左手示指触及股动脉搏动最明显处

↓

消毒：常规消毒穿刺部位、护士左手示指并固定穿刺部位

↓

穿刺：采取直刺或斜刺法，边向上提边抽回血，见回血时固定针头

↓

拔针，按压穿刺处至血止；血标本注入采血管

↓

整理用物，再次核对

↓

洗手，记录

## 【注意事项】

1. 有出血倾向及血液病患儿禁用。

2. 股静脉穿刺一般仅供取血，不输血。

3. 穿刺部位皮肤要清洁，不得有糜烂或感染。不可在一处血管反复穿刺，以免形成血肿。

4. 针体不要刺入太深，以免损伤髋关节或腹腔组织。

5. 针头如刺入股动脉不要惊慌，拔出针头紧压穿刺处 5 ~ 10 min 直至血止。

## 【操作评分标准】

股静脉穿刺法操作评分标准见表 4–3。

表4-3　股静脉穿刺法操作评分标准

| 项目 | 操作要求 | 分值 | 考试评分 | 备注 |
|---|---|---|---|---|
| 操作前准备（10分） | 环境准备：清洁、温暖、明亮 | 3 | | |
| | 物品准备：用物齐全、放置合理 | 5 | | |
| | 护士准备：着装整洁、洗手、戴口罩 | 2 | | |
| 评估（10分） | 患儿病情、年龄、意识状态 | 5 | | |
| | 患儿穿刺部位的皮肤及血管状况 | 5 | | |
| 操作要点（55分） | 核对患儿，给患儿家长解释目的 | 2 | | |
| | 查对医嘱，贴化验条码于试管上 | 3 | | |
| | 置患儿于仰卧位，大腿外展呈蛙形 | 5 | | |
| | 用尿布包裹好会阴部，方法正确 | 3 | | |
| | 护士站立位置正确 | 2 | | |
| | 消毒穿刺部位方法正确 | 10 | | |
| | 护士左手示指消毒 | 5 | | |
| | 护士左手示指触及股动脉搏动处位置、方法正确 | 5 | | |
| | 股静脉穿刺，进针角度、深度正确 | 5 | | |
| | 见回血后固定、抽取所需血量正确 | 5 | | |
| | 拔针后压迫止血方法正确 | 5 | | |
| | 将血标本注入采血管方法正确 | 5 | | |
| 操作后终末处置（10分） | 整理患儿衣裤，正确处理用物 | 2 | | |
| | 再次核对 | 5 | | |
| | 洗手，记录 | 3 | | |
| 操作后评价（15分） | 操作中注意患儿安全、保暖 | 3 | | |
| | 患儿局部无血肿、渗血和意外损伤 | 4 | | |
| | 动作轻、稳、正确 | 3 | | |
| | 一针穿刺成功 | 5 | | |
| 总分 | | 100 | | |

## 【选择题】

1. 采用直刺法进行股静脉穿刺时，穿刺点与股动脉的相对位置是　（　　）
   A. 股动脉内侧 1.5 cm 处　B. 股动脉内侧 1.0 cm 处
   C. 股动脉内侧 0.5 cm 处　D. 股动脉外侧 0.5 cm 处
   E. 股动脉外侧 1.5 cm 处
2. 采用斜刺法进行股静脉穿刺时，针尖与腿轴平行呈多少度角斜刺入股静脉（　　）

A. 90° ~75°　B. 80° ~65°　C. 60° ~45°
D. 30° ~45°　E. 10° ~35°

3. 股静脉穿刺部位在患儿腹股沟　(　　)
A. 中、内 1/3 交界处　B. 中、外 1/3 交界处　C. 内侧
D. 中间　E. 外侧

4. 股静脉穿刺注意事项不包括　(　　)
A. 严格执行无菌操作规程，防止感染
B. 穿刺失败不宜在同侧进行多次穿刺
C. 有出血倾向者宜用此法
D. 有凝血功能障碍者禁用此法
E. 如穿刺回血为鲜红色，则系动脉，应该立即拔出针头，按压 5 ~10 min 直至血止

## 【评判性思考】

1. 儿科常用的采血法有几种？各适用于哪些情况？
2. 股静脉垂直穿刺法与斜刺法有何异同？

# 项目四 颈外静脉穿刺法

## 【实验学时】

1 学时。

## 【实验类型】

技能型实验。

## 【学习目标】

1. 能说出颈外静脉穿刺的目的和适应证等。
2. 能正确进行颈外静脉穿刺。
3. 能熟练与患儿家长交流和安抚患儿,适时进行健康教育。

## 【实验目的】

同股静脉穿刺,采集静脉血样,常用于 3 岁以下婴幼儿或肥胖儿童。

## 【临床案例】

患儿王佳,女,2 个月。以“咳嗽 16 d,呕吐,腹胀 6 d”为代主诉入院。15 d 前患儿出现咳嗽症状,2 ~ 3 声/次,有痰不易咳出,4 d 前患儿出现腹胀、呕吐伴哭闹症状。入院后体格检查:体温 36.5 ℃,心率 155 次/min,呼吸 40 次/min,精神反应差,腹胀明显,听诊双肺呼吸音粗,可闻及湿性啰音,查肝肾功能、血常规、C 反应蛋白、痰培养等辅助检查,现为患儿行颈外静脉穿刺采血。

## 【实验准备】

1. 环境准备:环境整洁、温暖、明亮。
2. 物品准备:治疗盘内盛 5 mL 或 10 mL 注射器、吉尔碘、棉签、棉球、标本瓶/试管。
3. 护士准备:着装整洁、洗手、戴口罩。

## 【操作步骤】

(一)操作前核对、评估、与患儿家长沟通

1. 核对患儿的床号、姓名、性别等信息。
2. 查对医嘱,贴化验条码于试管上。
3. 评估患儿病情、年龄、意识状态,观察穿刺部位的皮肤及血管状况;根据患儿的年龄做好解释工作。

4. 评估患儿周围环境、光照情况。

参考解释语：

您好，能告诉我您宝宝的床号和姓名吗？（家长：5 床，王佳。）

我是您宝宝的责任护士张××，根据宝宝目前的情况，为明确诊断，需要进行抽血化验。因为宝宝年龄较小，四肢采血成功率较低，所以需要采用颈外静脉穿刺采血，请您先为宝宝把尿，一会儿需要把宝宝抱到治疗室进行采血，谢谢您的配合。（家长：好的。）

（二）操作过程

1. 抱患儿到治疗室，头肩部下方垫治疗巾，助手将患儿仰卧于治疗台上，肩部与治疗台顶端边缘相齐，用两前臂自患儿身旁约束身躯，两手分别固定面颏及枕部，使头 90°转向对侧，稍垂于治疗台缘下，充分暴露颈外静脉。

2. 常规消毒皮肤待干，直径不小于 5 cm。

3. 护士持注射器沿血液回心方向 15° ~30°刺入皮肤，见有回血则固定针头回抽所需血液。

4. 拔针，按压穿刺处至血止。将所抽血液沿采血管壁缓慢注入。

5. 整理患儿衣服及处理用物。

6. 再次核对患儿、标本、检验单。

7. 洗手，记录。

颈外静脉穿刺法

参考解释语：

家长，宝宝的血已经采好了，针眼也不再出血了，您可以抱宝宝回病房了，如果宝宝哭闹了请给予安抚，如果有什么问题请随时呼叫我们。

## 【操作流程图】

洗手，戴口罩，准备用物，核对患儿，解释目的

↓

患儿仰卧，肩部与治疗台顶端边缘相齐，头侧向一边，使头稍垂于治疗台缘下，充分暴露颈外静脉

↓

常规消毒皮肤待干

↓

穿刺：护士持注射器沿血液回心方向 15° ~30°刺入皮肤，见有回血时固定针头回抽取血

↓

拔针，按压穿刺处至血止；血标本注入采血管

↓

整理用物，再次核对

↓

洗手，记录

## 【注意事项】

1. 颈外静脉穿刺适用于3岁以下患儿，操作过程中可在患儿啼哭促使颈外静脉怒张时，将针头刺入血管，回抽取血。

2. 有严重心肺疾患、一般情况衰弱、病情危重和有出血倾向的患儿禁用。

3. 穿刺时患儿头及肩要妥善固定，但不可过分压迫及弯曲颈部。

4. 如有血肿形成不可再行穿刺。

## 【操作评分标准】

颈外静脉穿刺法操作评分标准见表4-4。

**表4-4　颈外静脉穿刺法操作评分标准**

| 项目 | 操作要求 | 分值 | 考试评分 | 备注 |
|---|---|---|---|---|
| 操作前准备（10分） | 环境准备：整洁、温暖、明亮 | 3 | | |
| | 物品准备：用物齐全、放置合理 | 5 | | |
| | 护士准备：着装整洁、洗手、戴口罩 | 2 | | |
| 评估（10分） | 患儿病情、年龄、意识状态 | 5 | | |
| | 患儿穿刺部位的皮肤及血管状况 | 5 | | |
| 操作要点（55分） | 正确核对患儿，向患儿家长解释目的 | 2 | | |
| | 查对医嘱，贴化验条码于试管上 | 3 | | |
| | 置患儿于仰卧位，固定患儿的方法正确 | 5 | | |
| | 用尿布包裹好会阴部，方法正确 | 3 | | |
| | 取穿刺体位、露出颈外静脉方法正确 | 2 | | |
| | 护士站立位置、固定方法正确 | 5 | | |
| | 消毒穿刺部位的方法正确 | 5 | | |
| | 穿刺时进针角度、深度正确 | 10 | | |
| | 见回血后固定、抽取所需血量正确 | 10 | | |
| | 拔针后压迫止血方法正确 | 5 | | |
| | 将血液注入试管方法正确 | 5 | | |
| 操作后终末处置（10分） | 正确处理用物 | 2 | | |
| | 再次核对 | 5 | | |
| | 洗手，记录 | 3 | | |

续表 4–4

| 项目 | 操作要求 | 分值 | 考试评分 | 备注 |
|---|---|---|---|---|
| 操作后评价（15 分） | 操作中注意患儿安全、保暖 | 3 | | |
| | 患儿局部无血肿、渗血和意外损伤 | 4 | | |
| | 动作轻、稳、正确 | 3 | | |
| | 一针穿刺成功 | 5 | | |
| 总分 | | 100 | | |

## 【选择题】

1. 对患儿进行颈外静脉穿刺时，护士持注射器的穿刺方向是 （　　）
   A. 沿血液逆向　B. 沿血液回心方向　C. 垂直于颈部
   D. 平行于颈部　E. 方向无所谓
2. 对患儿进行颈外静脉穿刺时，护士持注射器刺入皮肤的角度是 （　　）
   A. 75°～90°　B. 65°～80°　C. 45°～60°
   D. 30°～45°　E. 15°～30°
3. 患儿颈外静脉穿刺的注意事项哪项是不正确的 （　　）
   A. 颈外静脉穿刺适用于 3 岁以下患儿取血
   B. 有严重心、肺疾患，一般情况衰弱，病情危重和有出血倾向的患儿禁用
   C. 穿刺时患儿头及肩要妥善固定，但不可过分压迫及弯曲颈部
   D. 如有血肿形成不可再行穿刺
   E. 如有血肿形成可继续穿刺
4. 颈外静脉穿刺适用于 （　　）
   A. 3 岁以内患儿　B. 有出血倾向患儿　C. 新生儿
   D. 昏迷患儿　E. 有严重心肺疾患的患儿

## 【评判性思考】

1. 颈外静脉穿刺采血后患儿出现血肿如何处理？
2. 如何进行穿刺点定位？

# 模块五　急危重症患儿护理技术

# 项目一　儿童心肺复苏术

## 【实验学时】

2学时。

## 【实验类型】

技能型实验。

## 【学习目标】

1. 能正确说出心肺复苏的目的及注意事项。
2. 能正确执行新生儿及儿童心肺复苏操作。
3. 能熟练与患儿家长交流，适时进行健康教育。

## 【实验目的】

1. 维持血液循环和氧气供应。
2. 降低儿童死亡率。

### 新生儿心肺复苏术

## 【临床案例】

患儿张敏，女，15 min。以“胎龄 $31^+$ 周，生后呻吟样呼吸 15 min”为代主诉入院。患儿系第1胎第1产，因其母“胎儿窘迫？重度子痫前期”行剖宫产娩出，出生体重 930 g，羊水清，胎盘正常，脐带绕颈1周，Apgar 评分 1 min 8 分，因出生后不久即出现呻吟样呼吸，以“早产儿、超低出生体重儿、新生儿呼吸窘迫综合征”为诊断急入 NICU。入科后体格检查：体温 36.3 ℃，心率 63 次/min，面色青紫，呻吟样呼吸，吸气三凹征阳性，双肺听诊呼吸音低。遵医嘱立即行“心肺复苏术”。

## 【实验准备】

1. 环境准备：环境整洁、温暖、安全。

2. 物品准备：提前预热辐射保暖台（足月儿辐射保暖台温度设置为 32～34 ℃；早产儿根据其中性温度设置）、吸氧装置、面罩、心电监护仪、负压吸引装置、吸痰管（6#/8#）、吸耳球、复苏气囊、喉镜（0#/1#）、气管导管、电池、弯盘、胶布、听诊器、各种型号注射器、胃管、各类抢救药物等。

3. 护士准备：着装整洁、洗手、戴口罩、戴手套。

## 【操作步骤】

（一）操作前评估

1. 评估患儿心率、呼吸、血氧饱和度情况。

参考解释语：

医生：患儿为早产儿，超低体重出生儿，肌张力低下，哭声弱，羊水清亮，立即给予患儿行心肺复苏术。

2. 评估患儿周围环境情况。

（二）操作过程

1. 初步复苏（30 s 内完成）

（1）保暖：立即将患儿放置于辐射保暖台上。用预热毛巾包裹新生儿，胎龄<32 周的早产儿可将其头部以下躯体和四肢放在清洁的塑料袋内或盖上塑料薄膜。

（2）体位：摆正体位，将患儿肩部以布卷垫高 2～2.5 cm，使其颈部轻微仰伸位（鼻吸气位）。

（3）必要时清理气道：分泌物量多或有气道梗阻时用吸球或吸管先口咽后鼻清理分泌物，吸引时间不超过 10 s，吸引器负压不超过 100 mmHg。当羊水胎粪污染且新生儿无活力时，可在 20 s 内完成气管插管及用胎粪吸引管吸引胎粪。

参考解释语：

护士 A：我来清理呼吸道。

（4）擦干和刺激：用温热干毛巾快速擦干全身。如患儿仍无呼吸，用手拍打或手指轻弹患儿足底或摩擦患儿背部 2 次以诱发自主呼吸。

（5）评估：经刺激后患儿出现正常呼吸，心率>100 次/min，肤色红润或仅手足青紫者可予观察；如触觉刺激后仍无自主呼吸或心率<100 次/min，需进行正压通气。

新生儿心肺复苏术

2. 正压通气

（1）复苏气囊正压通气：触觉刺激后仍无自主呼吸建立或心率<100 次/min，重新摆好体位保证气道开放，立即用复苏气囊加压给氧。面罩密闭覆盖患儿下巴尖端、口鼻，但不遮盖眼睛。通气频率 40～60 次/min，吸呼比 1∶2，压力以可见胸廓起伏为标准。足月儿开始用空气进行复苏，早产儿给 21%～40% 浓度氧气。

（2）评估：经 30 s 有效正压通气后，如有自主呼吸且心率≥100 次/min，逐步减少并停止正压通气，根据脉搏血氧饱和度值决定是否常压给氧；如心率<100 次/min 或无规律性呼吸，继续用气囊面罩或气管插管正压通气；如心率<60 次/min，应气管插管正压通气同时进行胸外心脏按压。

参考解释语：

护士 A：呼吸道已清理。

医生：患儿仍无呼吸，立即给予复苏气囊加压给氧。

护士 A：好的，我现在为患儿进行复苏气囊加压给氧。

3. 胸外按压

（1）有效正压通气 30 s 后心率<60 次/min，在正压通气（氧浓度增加至 100%）的同

时进行胸外心脏按压。

按压位置：胸骨体下1/3处（两乳头连线中点的下方），避开剑突。

按压深度：胸廓前后径的1/3，产生可触及脉搏的效果。

按压和放松比例：按压时间稍短于放松时间，放松时手指不离开胸壁。

按压方法：①拇指法，用双拇指的指端按压胸骨，双拇指并列或重叠，双手环抱胸廓支撑背部。②双指法，用右手中指、示指2个指尖放在胸骨上进行按压，左手支撑背部。

按压频率：胸外按压和正压通气的比例为3∶1，即90次/min按压和30次/min呼吸，达到每分钟约120个动作。2 s内3次胸外按压加1次。

（2）评估：45～60 s后评估心率，如心率>60次/min，则停止按压，以40～60次/min继续进行正压通气；如心率<60次/min，继续正压通气和胸外心脏按压，并考虑使用肾上腺素。

参考解释语：

医生：患儿现在心率60次/min，我要为患儿进行气管插管，护士A，你来配合我进行插管；护士B，立即给予患儿行胸外按压。

护士A：我马上配合你进行气管插管。

护士B：我来进行胸外按压。

4. 药物治疗

（1）快速建立静脉通道（脐静脉插管）。

（2）药物应用：①肾上腺素，胸外心脏按压45～60 s后心率仍<60次/min，遵医嘱静脉给予1∶10 000肾上腺素0.1～0.3 mL/kg，首选脐静脉导管内注入；未建立静脉通道时可气管内给药0.5～1.0 mL/kg。必要时3～5 min重复1次（选择静脉途径给药）。给药同时不间断胸外心脏按压和正压给氧（氧浓度100%）。②扩容剂，肾上腺素给药30 s后如心率<100次/min，并有低血容量、怀疑失血或休克的新生儿可遵医嘱给予生理盐水10 mL/kg经脐静脉或外周静脉5～10 min缓慢推入，同时继续胸外心脏按压和气管插管正压通气。

参考解释语：

（气管插管后）医生：护士C，迅速建立静脉通道；护士B，继续进行心肺复苏。

护士C：静脉通道已经建立好。

医生：立即给予1∶10 000肾上腺素0.02 mg静脉推注。

护士C：大声复述1∶10 000肾上腺素0.02 mg静脉推注，得到医生确认后方可执行。

（3）评估：心电监护或者听诊心率>100次/min，自主呼吸恢复，血氧饱和度大于90%，面色、口唇、甲床由发绀转为红润，复苏成功。

5. 复苏后监护：遵医嘱继续监测体温、呼吸、心率、血压、氧饱和度，早期发现并发症。及时对脑、心、肺等器官功能进行监测，早期发现异常予以干预，减少伤残和死亡。

参考解释语：

医生：经过大家积极的抢救配合，现在患儿的生命体征已经稳定，请大家继续严密监测患儿病情，密切观察生命体征，发现异常及时报告。

6. 处理用物。

7. 洗手，记录，指导并给予家庭支持。

## 【操作流程图】

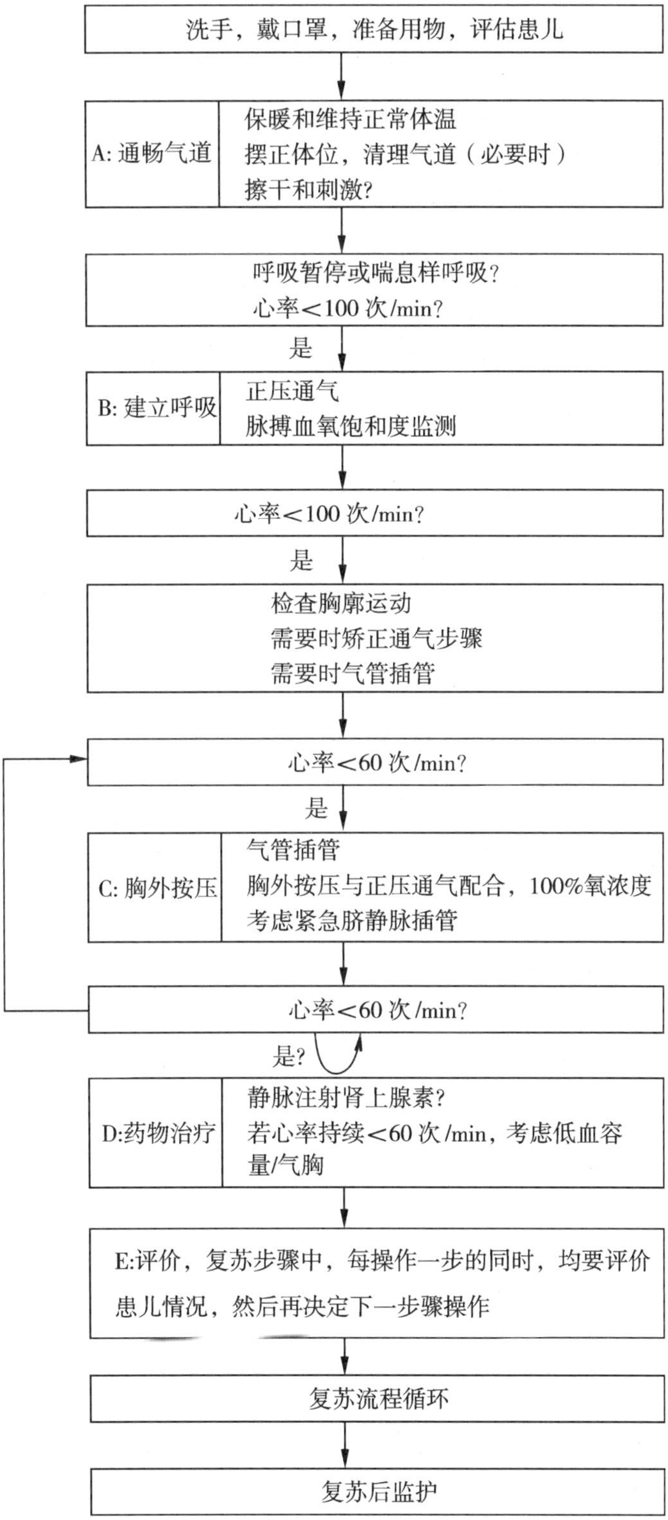
洗手，戴口罩，准备用物，评估患儿
A: 通畅气道
保暖和维持正常体温
摆正体位，清理气道（必要时）
擦干和刺激?
呼吸暂停或喘息样呼吸?
心率<100 次/min?
是
B: 建立呼吸
正压通气
脉搏血氧饱和度监测
心率<100 次/min?
是
检查胸廓运动
需要时矫正通气步骤
需要时气管插管
心率<60 次/min?
是
C: 胸外按压
气管插管
胸外按压与正压通气配合，100%氧浓度
考虑紧急脐静脉插管
心率<60 次/min?
是?
D:药物治疗
静脉注射肾上腺素?
若心率持续<60 次/min，考虑低血容量/气胸
E:评价，复苏步骤中，每操作一步的同时，均要评价患儿情况，然后再决定下一步骤操作
复苏流程循环
复苏后监护

## 【注意事项】

1. 在新生儿复苏过程中,评估—决策—措施的程序不断重复。评估主要包括呼吸、心率、脉搏血氧饱和度。通过评估这 3 个体征中的每一项来确定每一步骤是否有效。

2. 新生儿复苏成功的关键是建立充分的通气。无论足月儿或早产儿,正压通气均要在脉搏血氧饱和度仪的监测指导下进行。

3. 有效的正压通气表现为胸廓起伏良好,心率迅速增快。胸外按压时应气管插管进行正压通气。

4. 胸外按压时采用拇指法能产生更高的血压和冠状动脉灌注压,且操作者不宜疲劳,是胸外按压的首选方法。

5. 新生儿复苏时很少需要用药,纠正心动过缓的最重要步骤是充分的正压通气。

## 【操作评分标准】

新生儿心肺复苏操作评分标准见表 5-1。

**表 5-1　新生儿心肺复苏操作评分标准**

| 项目 | 操作要求 | 分值 | 考试评分 | 备注 |
|---|---|---|---|---|
| 操作前准备（10 分） | 环境准备:整洁、温暖、安全 | 3 | | |
| | 物品准备:用物齐全、放置合理 | 5 | | |
| | 护士准备:着装整洁、洗手、戴口罩、戴手套 | 2 | | |
| 评估（10 分） | 患儿胎龄、胎儿宫内情况,是否存在新生儿窒息的可能性 | 5 | | |
| | 患儿呼吸、心率、肤色、血氧饱和度等 | 5 | | |
| 操作要点（60 分） | 通畅气道(A):①体位正确;②清除分泌物部位顺序方法正确 | 10 | | |
| | 建立呼吸(B):①触觉刺激;②正压通气(通气方法频率、吸呼比正确) | 10 | | |
| | 胸外按压(C):①拇指法,按压部位、手法、频率、深度正确;②双指法,按压部位、手法、频率、深度正确 | 10 | | |
| | 药物治疗(D):①建立有效的静脉通路;②保证药物应用 | 10 | | |
| | 评价(E):复苏步骤中,每操作一步的同时,均要评价患儿情况,然后再决定下一步骤操作 | 10 | | |
| | 复苏后监护 | 10 | | |

续表 5-1

| 项目 | 操作要求 | 分值 | 考试评分 | 备注 |
|---|---|---|---|---|
| 操作后终末处置（10 分） | 正确处理用物 | 3 | | |
| | 洗手,记录 | 5 | | |
| | 正确指导家长,家庭支持 | 2 | | |
| 操作后评价（10 分） | 评估正确,操作中注意患儿安全、保暖 | 2 | | |
| | 过程评估正确 | 2 | | |
| | 动作轻柔、稳重、正确 | 2 | | |
| | 有爱伤及整体护理观念 | 4 | | |
| 总分 | | 100 | | |

## 儿童心肺复苏术

### 【临床案例】

患儿李明,男,3 月龄。以“四肢无力 1 月余,加重伴精神差 1 d”为代主诉入院。1 个月前患儿无明显诱因出现四肢无力,吃奶欠佳,哭声弱,自主活动少,家属未在意,1 d 前患儿出现四肢无力加重,吃奶差,精神欠佳,喂奶后出现呛咳,面色发绀。入科后体格检查:面色发绀,昏迷状,刺激无反射,发育落后,自主呼吸弱,呼吸表浅,听诊双肺呼吸音低,约 10 次/min,心率 60 次/min,遵医嘱立即给予“心肺复苏术”。

### 【实验准备】

1. 环境准备:环境安全。

2. 物品准备:治疗盘、呼吸气囊、氧气装置、弯盘、手电筒、纱布、负压吸引器、气管插管 2 根、喉镜、垫巾、胶布、剪刀、胃管。

3. 护士准备:着装整洁、指甲不过长且清洁。

### 【操作步骤】

(一)操作前评估

1. 现场抢救环境的安全性。

2. 判断患儿意识:呼叫患儿、轻拍患儿肩部确认患儿意识丧失。

3. 快速检查是否有呼吸或不能正常呼吸,记录时间。

（二）操作过程

1. 立即呼救，寻求他人帮助，请医务人员备除颤仪和急救车。

参考解释语：

护士 A：患儿没有意识了，大家快来抢救，时间是 3 月 20 日上午 10 点 05 分。

2. 用示指和中指指尖触及患儿气管正中部（相当于喉结的部位），旁开两指，至胸锁乳突肌前缘凹陷处在 10 s 内未扪及脉搏，应立即启动心肺复苏。1 岁以内患儿因颈部肥胖，颈动脉不易触及，应检查肱动脉搏动（将示指和中指指尖置于婴儿上臂内侧，肘和肩膀之间）。

3. 去掉枕头，使患儿仰卧，身体无扭曲。解开紧身衣扣，松裤带。如为卧于软床的患儿，其肩背下需垫心脏按压板。

4. 实施心肺复苏

（1）实施胸外心脏按压（C） 操作者应站于或跪于患儿一侧。①按压部位：1 岁以内婴儿选择胸骨中线中部与乳头连线下一横指；1 ~ 8 岁患儿选择胸骨中下 1/3。②按压手法：1 岁以内患儿单人复苏使用双指法（右手示、中两个手指尖放在婴儿胸部中央，乳线正下方），双人复苏使用环抱法（两手掌及四手指托住患儿两侧背部，双手大拇指按压）；1 ~ 8 岁患儿可用单手（用一手掌根部放于按压部位，只以掌根部接触按压处，手掌根不离开患儿胸部）或双手按压（同成人）。③按压幅度：按压深度至少为胸部前后径尺寸的 1/3（婴儿约为 4 cm，儿童约为 5 cm）。④按压时间：放松时间为 1∶1。⑤按压频率：100 ~ 120 次/min。⑥每次按压应让胸廓充分回弹，以保证心脏得到充分的血液回流，尽可能不中断胸外按压。

儿童心肺复苏术

（2）开放气道（A） 评估呼吸道有无分泌物、异物（如有则需有效清除分泌物、异物）。开放气道方法有：①仰头提颏法，操作者一手置于患儿前额，手掌向后下方施力，使头充分后仰，另一手示指、中指将颏部向前抬起，使耳垂与下颌角连线与地面垂直。②推举下颌法（适用于可能存在脊髓损伤的患儿），操作者一手抬起患儿颈部，另一手以小鱼际部位置于患儿前额，使其头后仰，颈部上托。

（3）建立呼吸（B） 应用复苏气囊实施人工呼吸，将呼吸气囊连接氧气，氧流量 8 ~ 10 L/min，一手以“E-C”法固定面罩，另一手挤压呼吸器，频率 16 ~ 20 次/min，单人复苏胸外按压与人工呼吸比例为 30∶2，若双人复苏则为 15∶2。现场急救可采用口对口人工呼吸，婴儿采用口对口鼻，儿童采用口对口。

参考解释语：

护士 B：我来使用复苏气囊实施人工呼吸。护士 A 和护士 B 进行复苏胸外按压与人工呼吸比例 15∶2 的配合。

5. 操作 2 min（约 5 个循环）后，再次判断颈动脉搏动，如已恢复，进行下一步生命支持；如未恢复，继续上述操作，直至有条件进行高级生命支持。

6. 复苏有效，操作完成后将患儿头偏向一侧，进入下一步的高级生命支持。

参考解释语：

医生听诊：现在患儿的心跳已经恢复，记录时间上午 10 点 08 分，请大家继续严密监测患儿病情，密切观察生命体征，发现异常及时报告。

7. 整理床单位和用物，为患儿取舒适体位，未建立人工气道的患儿头偏向一侧。

8. 洗手、记录，指导家长，家庭支持。

参考解释语：

护士C：家长，宝宝经过抢救，意识已经恢复，生命体征平稳，现在睡着了，我们会继续观察，请家长放心。

## 【操作流程图】

洗手，准备用物，评估环境安全性

↓

判断意识状态、呼救

↓

检查呼吸和大动脉搏动

↓

做好抢救准备：摆体位、解开紧身衣扣，松裤带。如为卧于软床的患儿，其肩背下需垫心脏按压板

↓

胸外按压：①双指法；②单手或双手法

↓

开放气道：①仰头提颏法；②推举下颌法

↓

建立呼吸：应用简易呼吸器囊实施人工呼吸；现场急救婴儿采用口对口鼻，儿童采用口对口

↓

心肺复苏后评价

↓

整理

↓

洗手、记录

## 【注意事项】

1. 急救意识强，处理动作迅速，争分夺秒就地抢救。

2. 按压部位、手法、深浅度正确，用力合适并保证按压后胸廓充分回弹，防止胸骨、肋骨骨折。

3. 有效清除口咽分泌物、异物，保证气道通畅。

4. 注意保护颈椎，防止损伤及其他并发症。

5. 心肺复苏过程中按压间断不可超过 10 s。

6. 正确判断心肺复苏有效及终止指标

(1)复苏有效指征：呼吸恢复；能触摸大动脉搏动；瞳孔由大变小，光反射存在；面色、口唇由发绀转为红润；有眼球活动或睫毛反射。

(2)心肺复苏终止指标：①患儿已恢复自主呼吸和心跳；②确定患儿已死亡；③心肺复苏术进行 30 min 以上，检查患儿仍无反应、无呼吸、无脉搏、瞳孔无回缩等有效指征，证明脑死亡出现，停止抢救。对于触电、溺水等意外事故导致的心脏骤停，抢救时间应适当延长。

## 【操作评分标准】

儿童心肺复苏术操作评分标准见表 5-2。

**表 5-2　儿童心肺复苏术操作评分标准**

| 项目 | | 操作要求 | 分值 | 考试评分 | 备注 |
|---|---|---|---|---|---|
| 操作前准备（10 分） | | 环境准备：环境安全 | 2 | | |
| | | 物品准备：用物齐全、放置合理 | 5 | | |
| | | 护士准备：着装整洁、指甲不过长且清洁 | 3 | | |
| 评估（10 分） | | 现场抢救环境的安全性 | 2 | | |
| | | 判断患儿意识：呼叫患儿、轻拍患儿肩部确认患儿意识丧失 | 5 | | |
| | | 快速检查是否有呼吸或不能正常呼吸，记录时间 | 3 | | |
| 操作要点（60 分） | 准备（12 分） | 立即呼救 | 3 | | |
| | | 检查呼吸和大动脉搏动 | 4 | | |
| | | 做好抢救准备：摆体位、解开紧身衣扣，松裤带。如为卧于软床的患儿，其肩背下需垫心脏按压板 | 5 | | |
| | 胸外心脏按压（25 分） | 按压部位：1 岁以内患儿，胸骨中线中部与乳头连线下一横指；1 ~ 8 岁患儿，胸骨中线下 1/3 | 4 | | |
| | | 按压手法：1 岁以内患儿，用双指法，右手示、中两个手指尖放在胸骨上，左手支撑背部。或双手环抱拇指法，两手掌及四手指托住患儿两侧背部，双手大拇指按压。1 ~ 8 岁患儿，用一手掌根部放于按压部位，只以掌根部接触按压处，手掌根不离开患儿胸部 | 5 | | |
| | | 按压幅度：按压深度至少为胸部前后径尺寸的 1/3（婴儿约为 4 cm，儿童约为 5 cm） | 4 | | |

续表 5-2

| 项目 | | 操作要求 | 分值 | 考试评分 | 备注 |
|---|---|---|---|---|---|
| 操作要点（60分） | 胸外 | 按压时间：放松时间为 1：1 | 4 | | |
| | | 按压频率:100～120 次/min | 4 | | |
| | | 每次按压应让胸廓充分回弹,以保证心脏得到充分的血液回流,尽可能不中断胸外按压 | 4 | | |
| | 开放气道（9分） | 评估呼吸道有无分泌物、异物（如有则需有效清除分泌物、异物） | 4 | | |
| | | 开放气道方法:①仰头提颏法;②推举下颌法 | 5 | | |
| | 建立呼吸（9分） | 应用简易呼吸器囊实施人工呼吸,将呼吸气囊连接氧气,氧流量 8 ～10 L/min,频率 16～20 次/min | 5 | | |
| | | 单人复苏胸外按压与人工呼吸比例为 30：2,若双人复苏则为 15：2 | 4 | | |
| | 复苏评价（5分） | 操作 2 min（约 5 个循环）后,再次判断颈动脉搏动,如已恢复,进行下一步生命支持;如未恢复,继续上述操作,直至有条件进行高级生命支持 | 5 | | |
| 操作后终末处置（10分） | | 正确处理用物 | 3 | | |
| | | 洗手,记录 | 2 | | |
| | | 正确指导家长,家庭支持 | 5 | | |
| 操作后评价（10分） | | 评估正确,操作中注意患儿安全 | 2 | | |
| | | 动作稳重、正确 | 3 | | |
| | | 有爱伤及整体护理观念 | 5 | | |
| 总分 | | | 100 | | |

## 【选择题】

1. 新生儿心肺复苏过程中,以下哪一项是最重要和最有效的措施 （ ）
   A. 给氧　B. 施以胸外按压　C. 正压人工呼吸
   D. 给肾上腺素　E. 清理呼吸道
2. 以下哪项是新生儿复苏过程中气管插管的指征 （ ）
   A. 有活力的新生儿伴胎粪污染　B. 无效或延长的气囊面罩正压人工呼吸
   C. 心率<60 次/min　D. 疑诊先天性腹股沟疝
   E. 需要紧急给碳酸氢钠
3. 新生儿复苏过程中,评估和做出决定的主要依据是 （ ）
   A. 呼吸、血压、血氧饱和度　B. 呼吸、心率、血氧饱和度

C. 呼吸、血压、心率　　D. 呼吸、血压、肌张力
E. 心率、血氧饱和度、肌张力

4. 新生儿心肺复苏过程中，关于胸外心脏按压描述正确的是（　　）
A. 摆好手与手指的位置后要用足够的压力使胸骨下陷前后径 1/3 的深度
B. 胸外按压的下压时间应稍长于放松时间，这样有利于泵出更多的血液
C. 在两次按压之间拇指和示指离开胸壁，可更有效地使血液从静脉回流到心脏
D. 肝为腹腔脏器，在执行胸外心脏按压时不会对肝造成损害
E. 按压频率为 100 次/min

5. 一个新生儿正在使用气囊面罩正压人工呼吸。表明正压人工呼吸有效的体征有哪些（　　）
A. 肤色和肌张力改善，自主呼吸，心率增快
B. 心率快速下降，有胸廓运动，可听及呼吸音
C. 有自主呼吸，口腔分泌物减少，肌张力减低
D. 有胸廓运动，胃区可听及声音，肤色改善
E. 可见胸动和听诊呼吸音正常

6. 患儿，女，5 岁，因触电导致心搏呼吸骤停，须立即进行心肺复苏，对该患儿胸外心脏按压的频率为每分钟（　　）
A. 60～80 次　　B. 80～100 次　　C. 100～120 次
D. 120～140 次　　E. 140～160 次

7. 促进心搏呼吸骤停患儿心脏复跳的首选药物是（　　）
A. 肾上腺素　　B. 异丙肾上腺素　　C. 去甲肾上腺素
D. 阿托品　　E. 利多卡因

8. 儿童心肺复苏时，胸外心脏按压方法不当的是（　　）
A. 按压部位为胸骨下 1/3　　B. 按压频率 100～120 次/min
C. 按压深度约为 5 cm　　D. 按压间隙双手应离开患儿胸壁
E. 按压中断时间<10 s

9. 婴儿心肺复苏时，人工呼吸方法不当的是（　　）
A. 采用口对口人工呼吸
B. 呼吸频率 12～20 次/min
C. 单人复苏胸外按压与呼吸比例为 30∶2
D. 注意观察患儿胸廓起伏
E. 双人复苏胸外按压与呼吸比例为 15∶2

10. 判断心肺复苏有效的指征不包括（　　）
A. 扪及大动脉搏动　　B. 口唇及甲床颜色转红　　C. 出现自主呼吸
D. 扩大的瞳孔缩小及对光反射恢复　　E. 血压恢复正常

## 【评判性思考】

1. 胸外按压心脏不能恢复正常循环时，应如何处理？

2. 复苏后的护理还应注意哪些问题？
3. 比较小儿与成人心肺复苏的异同点？
4. 心肺复苏时发生肋骨骨折，如何处理？

# 项目二 氧气吸入法

## 【实验学时】

2 学时。

## 【实验类型】

技能型实验。

## 【学习目标】

1. 能说氧气吸入的目的和适应证等。
2. 能正确进行吸氧操作。
3. 能熟练与患儿家长交流和安抚患儿，适时进行健康教育。

## 【实验目的】

供给患儿氧气，提高其血氧含量和动脉血氧饱和度，纠正或改善由缺氧引起的各种症状。

## 【临床案例】

患儿，任小梦，女，15 min，以“胎龄 34 周，生后反应欠佳 15 min”为代主诉入院。患儿系第 1 胎第 1 产，胎龄 34 周，因其母“羊水过少”行剖宫产娩出，出生体重 1 340 g，羊水清，胎盘正常，脐带绕颈 2 周，Apgar 评分 1 min 10 分、5 min 10 分，未开奶，未排大小便。因出生后不久即出现反应欠佳，以“早产儿”为诊断急转入我科。入院查体：体温 36.3 ℃，脉搏 132 次/min，呼吸 35 次/min，神志清，精神反应差，听诊双肺呼吸音粗。遵医嘱入暖箱，给予“箱内给氧”。

## 【实验准备】

1. 环境准备：环境整洁、安全，温湿度适宜，远离热源，无火源。

2. 物品准备：供氧装置一套（氧气筒及氧气架或中心供氧装置、流量表和湿化瓶）、治疗车、灭菌蒸馏水或灭菌注射用水、治疗碗（内盛灭菌注射用水或蒸馏水）、纱布、弯盘、鼻导管/面罩/头罩、无菌棉签、石蜡油棉球、吸氧卡、胶布，必要时备扳手、测氧仪、75%酒精。

3. 护士准备：着装整洁、规范洗手、戴口罩。

## 【操作步骤】

（一）操作前核对、评估、与患儿家长沟通

1. 核对医嘱和患儿的床号、姓名、性别等信息。

2. 评估患儿，选择吸氧方式、相应的用品及氧流量；根据患儿的年龄做好患儿和家长的解释工作。

3. 评估患儿周围环境，是否清洁、安全，是否远离热源，有无火源。

（二）操作过程

1. 携用物至患儿床旁，洗手或手消毒。

2. 协助患儿取舒适卧位，观察鼻腔情况，清洁鼻腔。

参考解释语：

小梦妈妈，宝宝的鼻腔没有问题，我现在要检查吸氧装置，马上就要给宝宝吸氧了，在我连接氧气管的过程中您能配合我吗？（家长：可以。）

3. 正确连接吸氧装置，装表（氧气筒：一吹尘，二装表，三检查；中心供氧：一装表，二检查）。

4. 遵医嘱给予箱内吸氧或其他适宜的吸氧方式。

5. 遵医嘱调节氧流量（鼻导管吸氧 1～2 L/min；面罩吸氧 4～12 L/min；头罩吸氧 >5 L/min；早产儿建议使用测氧仪测量氧浓度，一般控制在 25%～40%）。

氧气吸入法

6. 检查是否通畅、有无漏气。

7. 给氧并妥善固定。箱内给氧，将氧气导管用胶布固定于暖箱内左侧床铺距新生儿鼻尖 15～20 cm 处。或将氧气导管从暖箱上方通气孔穿入，距离暖箱顶约 20 cm，并用胶布固定在暖箱上。

（1）鼻塞吸氧法：将鼻塞插入单侧/双侧鼻孔内 1 cm，将导管环绕患儿耳部调整松紧度后固定。

（2）鼻导管吸氧法：将鼻导管轻轻插入一侧鼻孔置于鼻前庭，固定于鼻翼及面颊部处。

（3）氧气头罩吸氧法：将患儿头面部全部罩在氧气头罩内，鼻氧管插入氧气头罩顶部 1～2 cm，以胶布固定。

（4）面罩吸氧法：将合适的面罩罩住口鼻，松紧带在头上加以固定。

8. 协助患儿取舒适卧位，整理床单位。

9. 评估氧疗效。

10. 清理用物，规范洗手。

11. 记录

参考解释语：

家长，现在氧气已经给宝宝吸上了，氧气流量的大小我已经调好，请您和家属不要随意调节，如果宝宝有什么异常情况请您随时呼叫我，我也会随时来看宝宝的。因为氧气是易燃易爆品，所以请您和家属都不要吸烟，谢谢您的配合。

12. 巡视观察，观察患儿呼吸状况、吸氧效果等，监测吸入气氧浓度、经皮氧饱和度等并做记录；观察吸氧管道是否通畅；每天更换湿化瓶。

13. 停氧，核对新生儿床号，姓名，了解新生儿缺氧改善情况。

参考解释语：

您好，小梦妈妈，我是护士李××，请问宝宝叫什么名字？（家长：任小梦。）

宝宝目前的呼吸已经平稳，遵医嘱要给宝宝停氧，我现在要给宝宝的氧气管及吸氧装置撤去，请您配合我好吗？（家长：好的。）

14. 取下氧气导管—关闭总开关—放完余气—关闭流量表（中心供氧：取下氧气导管—关闭流量表）。

参考解释语：

您好，小梦妈妈，宝宝的氧气管和吸氧装置已经撤去，但是因为宝宝年龄小，如果您发现宝宝有任何异常情况，请您随时呼叫我，我也会经常来看宝宝的，谢谢您的配合。

15. 整理记录，协助患儿取舒适卧位，卸表，清理用物；洗手，记录停氧时间及氧疗效果。

## 【操作流程图】

洗手，戴口罩，准备用物，核对患儿，解释目的

↓

正确连接吸氧装置，装表，氧气筒：一吹尘，二装表，三检查；中心供氧：一装表，二检查

↓

遵医嘱选择适宜吸氧方式，调节氧流量

↓

检查是否通畅、有无漏气

↓

给氧并妥善固定

↓

协助患儿取舒适卧位，整理床单位

↓

评估氧疗效

↓

清理用物，洗手，记录

↓

巡视观察

↓

核对信息,了解缺氧改善情况,停氧

↓

整理记录,摆舒适卧位,卸表,清理用物;洗手,记录

## 【注意事项】

1. 严格遵守用氧操作规程,注意用氧安全。①做到“四防”:防震、防火、防热、防油;②氧气筒周围或中心供氧氧气接口附近严禁烟火及易燃品,距离明火至少 5 m,距离暖气至少 1 m;③氧气表、螺旋口、扳手勿带油;④妥善固定好氧气筒,防止倒地后引起意外;⑤打开氧气筒总开关吹尘时,避开气门对着他人或自己。

2. 在氧疗过程中,观察新生儿呼吸状况、用氧效果;密切监测吸入气氧浓度、经皮血氧饱和度等并记录。早产儿在吸氧条件下,应以最低的氧浓度维持经皮血氧饱和度 85% ~93% 。

3. 用氧时,应先调节流量后应用(带氧插管);停氧时,应先拔管,再关流量表(拔管停氧);调节氧流量时,先分离导管后调节。

4. 氧气筒内氧气勿用尽,至少保留 0.5 MPa(5 $kg/cm^2$)的压力,以免灰尘进入桶内,再次充气时引起爆炸。

5. 氧气筒应悬挂“满”或“空”标志,避免急用时搬错而影响抢救。

## 【操作评分标准】

氧气吸入法操作评分标准见表 5-3。

**表 5-3　氧气吸入法操作评分标准**

| 项目 | 操作要求 | 分值 | 考试评分 | 备注 |
| --- | --- | --- | --- | --- |
| 操作前准备(10 分) | 环境准备:环境清洁、安全,温湿度适宜,远离热源,无火源 | 3 | | |
| | 物品准备:用物齐全、放置合理 | 5 | | |
| | 护士准备:着装整洁、洗手、戴口罩 | 2 | | |
| 评估(10 分) | 评估患儿,选择适宜吸氧方式、氧流量 | 5 | | |
| | 根据患儿的年龄做好患儿和家长的解释工作 | 5 | | |
| 操作要点(60 分) | 核对医嘱 | 2 | | |
| | 协助患儿取舒适卧位,观察鼻腔情况,清洁鼻腔 | 5 | | |
| | 正确连接吸氧装置 | 5 | | |
| | 装表(氧气筒:一吹尘,二装表,三检查;中心供氧:一装表,二检查) | 10 | | |

续表 5-3

| 项目 | 操作要求 | 分值 | 考试评分 | 备注 |
|---|---|---|---|---|
| 操作要点（60 分） | 遵医嘱选择适宜吸氧方式，调节氧流量 | 10 | | |
| | 检查是否通畅、有无漏气 | 5 | | |
| | 给氧并妥善固定 | 5 | | |
| | 评估氧疗效 | 5 | | |
| | 巡视观察 | 5 | | |
| | 核对信息，了解缺氧改善情况，停氧 | 5 | | |
| | 卸表 | 3 | | |
| 操作后终末处置（10 分） | 协助患儿取舒适卧位，整理床单位 | 5 | | |
| | 正确处理用物 | 2 | | |
| | 洗手，记录 | 3 | | |
| 操作后评价（10 分） | 查对认真，操作中注意患儿安全、保暖 | 2 | | |
| | 患儿局部无血肿、渗血和意外损伤 | 2 | | |
| | 动作轻柔、稳重、正确 | 2 | | |
| | 一针穿刺成功，有爱伤观念 | 4 | | |
| 总分 | | 100 | | |

## 【选择题】

1. 停用氧气的正确方法是 （　　）
   A. 关紧总开关—关好流量表—取下鼻导管—重开流量表放余氧
   B. 关紧总开关—取下鼻导管—关好流量表
   C. 取下鼻导管—关紧总开关—关流量表
   D. 关紧流量表—再关总开关—取下鼻导管—重开流量表放气
   E. 取下鼻导管—关紧流量表—再关总开关—重开流量表放余氧
2. 在用氧过程中，要调节氧流量，应采取的方法是 （　　）
   A. 拔出导管调节流量　　B. 直接调节氧流量
   C. 分离导管调节流量　　D. 更换粗导管并加大氧流量
   E. 更换流量表
3. 氧气筒内氧气不能用尽，一般需留 5 $kg/cm^2$，其目的是 （　　）
   A. 便于再次充气　　B. 防充气时引起爆炸
   C. 便于检查氧气装置有无漏气　　D. 便于调节氧流量
   E. 使流量平稳，便于使用
4. 使用氧气时下列哪项不妥 （　　）
   A. 氧气筒放置在阴凉处　　B. 氧气筒不可用力震动

C. 氧气开关处不可涂油　　　　D. 吸氧过程中应注意观察缺氧改善情况
E. 氧气筒内氧气用尽再充气，以免浪费

## 【评判性思考】

1. 给氧过程中患儿因进食出现憋气症状，该如何处理？
2. 急性肺水肿时给氧的方法及原理是什么？

# 项目三 气管插管内吸痰法

## 【实验学时】

2 学时。

## 【实验类型】

技能型实验。

## 【学习目标】

1. 能说出气管插管内吸痰的目的和适应证等。
2. 能正确进行吸痰。
3. 能熟练与患儿家长交流和安抚患儿,适时进行健康教育。

## 【实验目的】

用吸引器清除患儿咽喉部与气管内的分泌物,保持呼吸道通畅,有利于气体的交换,防止窒息和并发症的发生。

## 【临床案例】

患儿李明,男,1 岁 7 个月。以"发热 5 d、咳嗽 5 d,加重 2 d"为代主诉入院。5 d 前患儿出现发热、阵发性咳嗽,10 余次/声,咳时有痰,家长给予口服药物,3 d 前发热至 39 ℃,至当地诊所灌肠后体温降至正常,2 d 前患儿出现咳嗽加重,呼吸困难明显,精神反应差,急诊入我院。入科后体格检查:体温 38.2 ℃,心率 143 次/min,呼吸 56 次/min,精神反应差,呼吸困难明显,面色发绀,遵医嘱立即给予气管插管,行机械通气,并给予抗炎、雾化平喘药物应用。现护士为患儿行"气管插管内吸痰术"。

## 【实验准备】

1. 环境准备:环境整洁、温湿度适宜、明亮、安全。
2. 物品准备:吸引器,无菌手套,吸痰管,听诊器,纱布,酒精棉球,砂轮,生理盐水。
3. 护士准备:着装整洁、洗手、戴口罩。

## 【操作步骤】

(一)操作前核对、评估、与患儿家长沟通

1. 核对患儿的床号、姓名、性别等信息。

2. 评估及观察患儿的痰液情况；根据患儿的年龄做好解释工作。

3. 评估患儿周围环境、光照情况。

参考解释语：

您好，我是宝宝的责任护士张××，请问宝宝叫什么名字？（家长：李明。）宝宝进行机械通气后，为了保证宝宝气道的通畅，促进宝宝舒适，我现在要给宝宝进行气管插管内吸痰，可能在吸痰的过程中宝宝会有些痛苦，我会尽量轻柔一些的，请您理解和配合好吗？（家长：好的。）

（二）操作过程

1. 携用物至患儿床旁。

2. 检查吸引装置及吸引压力。

3. 选择合适的吸痰管。

4. 撕开吸痰管外包装，连接吸引管。

5. 一手戴无菌手套，另一手打开负压吸引装置，调节合适负压。

6. 助手协助加压给氧［基础氧浓度+（10% ~20%）］1 min 并脱机。

参考解释语：

家长，因为吸痰时会加重缺氧，我已经将氧气的浓度提高，我现在要给宝宝吸痰了，宝宝会有一些不适，但是清除痰液后宝宝的呼吸会比以前顺畅。

7. 未戴手套的手固定气管插管并握住吸引管与吸痰管接口处，戴手套的手将一次性吸痰管迅速插入气管插管内，遇到阻力后上提少许。

8. 未戴手套的手按住吸痰管侧面气孔，戴手套的手缓慢旋转并上提吸痰管进行吸痰。

气管插管内吸痰法

9. 生理盐水冲洗吸痰管，必要时重复吸引。

10. 吸引后，将气管插管与呼吸机连接，抽吸生理盐水，冲洗吸引管。

11. 关吸引器，脱去手套并包裹吸痰管放入弯盘。

12. 再次听诊评估，记录。

13. 整理用物，交代注意事项。

参考解释语：

家长，宝宝的痰液已经清除干净了，现在宝宝的呼吸顺畅了很多，痰鸣音也减少了，氧饱和度也提高了，请您密切观察宝宝的情况，如果宝宝有任何异常情况请您随时呼叫我，我也会随时巡视的，感谢您的配合。

14. 洗手。

## 【操作流程图】

洗手，戴口罩，准备用物，核对患儿，解释目的

↓

检查吸引装置及吸引压力，选择合适的吸痰管，连接吸引管

↓

一手戴无菌手套,另一手打开负压吸引装置,调节合适负压

↓

助手协助加压给氧[基础氧浓度+(10% ~20%)]1 min 并脱机

↓

握住吸引管与吸痰管接口处,将吸痰管迅速插入气管插管内

↓

按住吸痰管侧面气孔,缓慢旋转并上提吸痰管吸痰

↓

生理盐水冲洗吸痰管,必要时重复吸引

↓

吸引后,将气管插管与呼吸机连接,冲洗吸引管

↓

关吸引器,脱去手套并包裹吸痰管放入弯盘

↓

再次听诊评估,记录,整理用物,洗手

## 【注意事项】

1. 注意无菌操作原则,插管动作轻柔、敏捷。

2. 调节合适的负压:新生儿<100 mmHg,婴幼儿<200 mmHg,儿童<400 mmHg。

3. 吸痰前后应给予高流量吸氧,吸痰时间<15 s,如痰液较多,需重复吸引。

4. 密切观察病情以及面色、生命体征的变化。吸痰管插至咽喉,有反射性咳嗽出现,即向上提;观察面色、呼吸道是否通畅、$SpO_2$、痰液的性状等。

5. 如患儿痰液黏稠,可于脱机后自气管插管内缓慢注入湿化液(婴儿 0.5 ~1 mL,儿童 1 ~2 mL)后再加压给氧、吸痰,吸痰后可协助患儿变换体位,配合叩击、雾化吸入等方法,通过振动、稀释痰液,使之易于吸出。

6. 吸痰后将吸引管道内清洗干净。

7. 吸痰时先清除气管插管内分泌物,再吸引口腔及鼻腔分泌物。

8. 根据患儿的年龄选择吸痰管。<6 个月:6#;6 个月至 6 岁:8#;6 ~12 岁:10#;>12 岁:12#。

## 【操作评分标准】

气管插管内吸痰法操作评分标准见表 5-4。

表 5-4　气管插管内吸痰法操作评分标准

| 项目 | 操作要求 | 分值 | 考试评分 | 备注 |
| --- | --- | --- | --- | --- |
| 操作前准备（10分） | 环境准备：环境整洁、温湿度适宜、明亮、安全 | 3 | | |
| | 物品准备：用物齐全、放置合理 | 5 | | |
| | 护士准备：着装整洁、洗手、戴口罩 | 2 | | |
| 评估（10分） | 患儿周围环境、温湿度、光照情况 | 5 | | |
| | 患儿的病情、痰液情况 | 5 | | |
| 操作要点（60分） | 正确核对患儿，给患儿及家长解释目的 | 5 | | |
| | 检查吸引装置及吸引压力，选择合适的吸痰管 | 10 | | |
| | 连接吸引管 | 5 | | |
| | 一手戴无菌手套，另一手打开负压吸引装置，调节合适负压 | 5 | | |
| | 助手协助加压给氧[基础氧浓度+（10%～20%）]1 min并脱机 | 5 | | |
| | 握住吸引管与吸痰管接口处，将吸痰管迅速插入气管插管内 | 5 | | |
| | 按住吸痰管侧面气孔，缓慢旋转并上提吸痰管吸痰 | 5 | | |
| | 生理盐水冲洗吸痰管，必要时重复吸引 | 5 | | |
| | 吸引后，将气管插管与呼吸机连接，冲洗吸引管 | 5 | | |
| | 关吸引器，脱去手套并包裹吸痰管放入弯盘 | 5 | | |
| | 再次听诊评估，记录 | 5 | | |
| 操作后终末处置（10分） | 调整患儿至舒适体位，整理床单位 | 5 | | |
| | 正确处理用物 | 2 | | |
| | 洗手 | 3 | | |
| 操作后评价（10分） | 查对认真，操作中注意患儿安全、保暖 | 5 | | |
| | 动作轻柔、稳重、正确 | 5 | | |
| 总分 | | 100 | | |

## 【选择题】

1. 为婴幼儿吸痰时，电动吸引器的负压宜调至（　　）

A. >400 mmHg　　B. >300 mmHg　　C. <300 mmHg

D. <200 mmHg　　E. <150 mmHg

2. 为患儿吸痰时哪项不是应密切观察的内容（　　）

A. 病情变化　　B. 面色　　C. 生命体征
D. 呼吸道是否通畅　　E. 瞳孔

3. 为患儿吸痰时,下列哪项是错误的　　(　　)
A. 不需要无菌操作　　B. 插管动作轻柔、敏捷
C. 吸痰前后应给予高流量吸氧
D. 每次吸痰时间<15 s,如痰液较多,需再次吸引
E. 如患儿痰液黏稠,可协助患儿变换体位,配合叩击、雾化吸入等方法,通过振动、稀释痰液,使之易于吸出

4. 下列哪项不是患儿气管插管内吸痰的适应证　　(　　)
A. 适用于呼吸道分泌物不能自行排出,以致呼吸不畅者
B. 持续性咳嗽有痰鸣音者
C. 更换鼻饲管前
D. 痰液外溢
E. 肺炎患儿喂奶、喂药前按需吸痰

## 【评判性思考】

1. 当中心吸痰器和电动吸痰器均发生故障时,如何紧急排除呼吸道分泌物?
2. 小儿进行吸痰时应观察哪些指征?

# 项目四 约束保护法

## 【实验学时】

2 学时。

## 【实验类型】

技能型实验。

## 【学习目标】

1. 能说出约束保护法的目的和适应证等。
2. 能正确进行约束。
3. 能熟练与患儿家长交流和安抚患儿，适时进行健康教育。

## 【实验目的】

1. 限制患儿活动，便于诊疗。
2. 保护躁动患儿，以免发生意外。

## 【临床案例】

患儿李文，女，2 岁 6 个月。以“发现右侧拇指伸直受限 2 个月”为代主诉入院，于 2019 年 3 月 1 日在全麻下行“右侧拇指狭窄性腱鞘炎切开松解术”，术后清醒后转入 PICU。入科后体格检查：体温 36.5 ℃，心率 123 次/min，呼吸 36 次/min，右手可见纱布包裹，遵医嘱给予抗炎、补液药物应用，因患儿清醒后易烦躁，在征得家属同意并签署“住院患者保护性约束知情同意书”后给予患儿“保护性约束”。

## 【实验准备】

1. 环境准备：安静，避免噪声。

2. 物品准备：医嘱执行单、治疗车、手表、干净衣物、酌情备皮肤保护膜、合理选择约束用具。

(1) 全身约束：毯子/大毛巾/包被、必要时备绷带。

(2) 肩部约束：约束带、约束背心、约束衣、保护垫。

(3) 肢体约束：棉垫、绷带或手足约束带、双上肢约束衣。

(4) 关节约束：宽绷带。

(5) 沙袋约束：不同重量的沙袋、布套。

3. 护士准备:着装整洁、修剪指甲、洗手、戴口罩。

## 【操作步骤】

(一)操作前核对、评估、与患儿家长沟通

1. 核对患儿的床号、姓名、性别等信息。

2. 评估患儿病情、年龄、意识状态、肢体活动度,观察约束部位的皮肤及血管状况;根据患儿的年龄做好解释工作。

3. 评估需要约束用具的种类及约束时间。

参考解释语:

您好,女士,我是您宝宝的责任护士张××,请问宝宝叫什么名字。(家长:李文。)

由于宝宝刚做完手术,可能因为疼痛有些烦躁,为了防止宝宝乱动碰到手术部位,我们需要给宝宝进行保护性约束,如果您们同意用约束带,请签字好吗?如果宝宝安静下来,我会及时将约束带去除的。(家长:好的。)

(二)操作过程

1. 全身约束法

(1)将毯子折叠,宽度相当于患儿一侧肩部至脚踝,长度以能包裹患儿两圈半左右为宜。

(2)将患儿平卧于折叠好的毯子上,用一侧毯子从肩部绕过前胸紧紧包裹患儿身体至对侧腋窝处掖于身下,再用另一侧毯子绕过前胸包裹身体,将毯子剩余部分塞于身下。

(3)年长躁动患儿可用绷带在毯子外固定。

2. 肩部约束法　暴露患儿双肩,将患儿双侧腋下垫棉垫,将约束带置于患儿双肩下,两侧分别穿过患儿腋下,在背部交叉后分别固定于床头。

3. 肢体约束法

(1)绷带及棉垫法:避开患儿输液部位、手术切口等处,暴露患儿腕部或踝部,患儿肢体处于功能位,用棉垫包裹患儿腕部或踝部,绷带打成双套结,套在棉垫外稍拉紧,使肢体不能脱出,但不影响血液循环,将绷带系于床缘。

约束保护法

(2)手足约束带法:将患儿腕部或踝部置于约束带的棉垫一端中间,然后用棉垫包裹后用带子固定,使肢体不能脱出,但不影响血液循环,将其带子一端系于床缘。

4. 关节约束法　根据患儿皮肤情况、约束时间决定是否需要在皮肤受压处贴皮肤保护膜,将棉垫包裹于需要约束固定的关节部位,再用宽绷带打成双套结,套在棉垫外,稍拉紧,使之不易脱出,松紧度以不影响血液循环为宜,将绷带系于床缘。

5. 手部约束法　将手套内侧翻开,检查有无线头及其他异常,检查患儿手部皮肤、指缝处有无污垢、异物。将患儿五指并拢,套上手套,在腕部系好带子,使手部不能脱出,但不影响血液循环,必要时固定在床边空隙处。

6. 沙袋约束法　根据患儿体重及约束部位选择合适沙袋,根据约束固定的部位不同决定沙袋摆放位置,酌情在沙袋固定侧皮肤贴水胶体辅料或用水枕隔开皮肤与沙袋,避免沙袋直接接触、摩擦皮肤。

3. 床单位整理、盖好被子，拉好床档。
4. 定时观察患儿情况，手足约束患儿注意观察肢端循环和局部皮肤情况。
5. 向家属交代注意事项。

参考解释语：

家长，我现在已经为宝宝固定好了约束带，我会随时过来观察宝宝肢体的血液循环情况，并会定时松解约束带。您们可以经常帮助宝宝按摩除了手术肢体之外的手和脚，有利于血液循环。宝宝有任何异常情况可随时呼叫我，我也会随时来看宝宝的，谢谢您的配合。

6. 规范记录，整理用物，洗手。

## 【操作流程图】

洗手，戴口罩，准备用物，核对患儿，解释目的

↓

全身约束法、肩部约束法、肢体约束法、关节约束法、手部约束法、沙袋约束法

↓

定时观察约束肢端循环和皮肤情况

↓

清理用物，洗手，记录，交代注意事项

## 【注意事项】

1. 结扎包裹松紧适宜。
2. 小儿姿势舒适，并能定时给予短时的姿势改变，减少患儿疲劳。
3. 随时注意约束部位皮肤颜色、温度，掌握血液循环情况。

## 【操作评分标准】

约束保护法操作评分标准见表5-5。

表5-5　约束保护法操作评分标准

| 项目 | 操作要求 | 分值 | 考试评分 | 备注 |
|---|---|---|---|---|
| 操作前准备（10分） | 环境准备：安静 | 2 | | |
| | 物品准备：用物齐全、放置合理 | 5 | | |
| | 护士准备：着装整洁、修剪指甲、洗手、戴口罩 | 3 | | |
| 评估（10分） | 患儿年龄、身长（高），合作程度 | 5 | | |
| | 患儿病情需要及周围环境是否舒适、协调 | 5 | | |

续表 5-5

| 项目 | | 操作要求 | 分值 | 考试评分 | 备注 |
|---|---|---|---|---|---|
| 操作要点（60分） | 准备（5分） | 正确核对患儿，给患儿家长解释目的 | 2 | | |
| | | 患儿体位舒适、安全；环境安排合理 | 3 | | |
| | 全身约束法（25分） | 将患儿平卧于折叠好的毯子中间 | 5 | | |
| | | 被毯子一侧裹紧同侧肢体 | 5 | | |
| | | 毯子经胸腹部对侧腋窝处塞于患儿后背（裹紧、美观） | 5 | | |
| | | 同法将患儿另一侧肢体裹紧 | 5 | | |
| | | 被单塞于对侧身下方法正确（裹紧、美观，一次裹好） | 5 | | |
| | 肩部约束法（5分） | 患儿双侧腋下垫棉垫，约束带置于双肩下，两侧分别穿过患儿腋下，在背部交叉后分别固定于床头 | 5 | | |
| | 肢体约束法（10分） | 用棉垫或约束带一段包裹手足 | 5 | | |
| | | 将绷带或约束带的带子系于床缘 | 5 | | |
| | 关节约束法（5分） | 棉垫包裹关节部位，再用宽绷带打成双套结，套在棉垫外，稍拉紧，将绷带系于床缘 | 5 | | |
| | 手部约束法（5分） | 手套内侧翻开检查，并检查患儿手部皮肤、指缝。将患儿五指并拢，套上手套，在腕部系好带子 | 5 | | |
| | 沙袋约束法（5分） | 选择合适沙袋，合理摆放沙袋 | 5 | | |
| 操作后终末处置（10分） | | 床单位整理，盖好被子 | 5 | | |
| | | 巡视观察，记录 | 3 | | |
| | | 洗手 | 2 | | |
| 操作后评价（10分） | | 患儿舒适，呼吸通畅，约束成功 | 5 | | |
| | | 操作动作轻、稳、正确 | 3 | | |
| | | 注意节力原则，爱伤观念强 | 2 | | |
| 总分 | | | 100 | | |

## 【选择题】

1. 对患儿采用约束的目的是 （　　）

A. 促进血液循环　　B. 确保患儿的安全　　C. 提高血氧饱和度

D. 保持患儿体温稳定　　E. 以防患儿走失

2. 下列关于患儿约束法的注意事项，不正确的是 （　　）

A. 约束要紧，防止患儿滑脱
B. 正确使用各种约束法并使患儿舒适
C. 定时检查患儿皮肤有无损伤和循环障碍
D. 及时检查约束效果，发现不当及时处理
E. 定时给予短时姿势改变

3. 约束之前需要评估患儿，下列哪项一般不需要约束前评估（　　）
A. 病情　　B. 年龄　　C. 意识状态
D. 约束部位皮肤状况　　E. 性格

## 【评判性思考】

1. 什么样的患儿需要使用约束带？
2. 使用约束带患儿如何保证安全？

# 项目五 简易呼吸气囊通气术

## 【实验学时】

2 学时。

## 【实验类型】

技能型实验。

## 【学习目标】

1. 能说出简易呼吸气囊通气术的目的和适应证等。
2. 能正确进行简易呼吸气囊通气。
3. 能熟练与患儿家长交流和安抚患儿,适时进行健康教育。

## 【实验目的】

给予纯氧加压输入,提高动脉氧分压,用于危重患儿及呼吸衰竭患儿的抢救。

## 【临床案例】

患儿张强,男,1 个月。以“发现呼吸暂停 2 d”为代主诉入院。家属诉患儿于 2 d 前频繁出现呼吸暂停,给予刺激、拍打足底后可恢复正常,入科后体格检查:体温 36.8 ℃,心率 139 次/min,呼吸 40 次/min,精神反应差,吃奶差,听诊双肺呼吸音粗,遵医嘱给予抗炎、兴奋呼吸药物应用,并完善相关辅助检查。护士巡视病房发现患儿出现呼吸暂停,胸廓无起伏,给予刺激后无好转。遵医嘱立即给予“简易呼吸气囊通气术”。

## 【实验准备】

1. 环境准备:床单位宽敞。

2. 物品准备:治疗盘、简易呼吸气囊 1 套、氧气流量表、纱布 2 块、弯盘、快速手消毒剂。

3. 护士准备:按要求着装,洗手、戴口罩。

## 【操作步骤】

(一)操作前评估患儿和环境

1. 评估现场抢救环境的安全性。

2. 通过观察患儿胸廓起伏，快速评估是否或能否正常呼吸，记录时间。

参考解释语：

护士 A：患儿没有呼吸了，医生快来抢救，记录时间上午 11 点 29 分。

（二）操作过程

1. 清理呼吸道，操作时以纱布清理患儿口腔及上呼吸道分泌物、呕吐物或其他异物。

参考解释语：

护士 A：我来清理呼吸道。

2. 连接呼吸气囊与氧气连接管，检查有无漏气。

参考解释语：

护士 B：我来使用简易呼吸气囊行人工呼吸。

3. 调节氧流量 8～10 L/min，使储氧袋充盈。

4. 患儿去枕仰卧位，操作者位于患儿的头侧，左手托起患儿下颌，使其头部后仰，以开放气道（双下颌上提法）。

5. 将面罩紧扣患儿的口鼻部，操作者一手以 E-C 手法固定面罩和患儿下颌，另一手挤压复苏囊。呼吸气囊及面罩的选择：面罩以遮住患儿口鼻为准。新生儿及婴儿（<7 kg）选用小面罩，使用 240 mL 皮囊，600 mL 储气囊；1～8 岁（7～30 kg）选用中面罩，使用1 600 mL皮囊，2 000 mL储气囊，>8 岁儿童（>30 kg）选用大面罩，使用 1 600 mL 皮囊，2 000 mL 储气囊。E-C 手法：左手拇指和示指将面罩紧扣于患儿口鼻部，中指、无名指和小指放在患儿耳垂下方下颌角处，将下颌向前上托起，由右手挤压气囊。呼吸气囊面罩尖端应放置于患儿双眼之间，弧形部应放置于患儿下颌部。

6. 给予正确的按压频率、按压强度。按压频率：新生儿 40 次/min，<1 岁 30 次/min，1～8 岁 20 次/min，>8 岁 10～12 次/min。按压强度依据潮气量，一般为：千克体重×潮气量（10～15 L/kg）。连续 2 次吹气为宜，维持肺泡通气和氧合作用，避免过度通气。

简易呼吸气囊通气术

7. 按压同时评估生命体征、面色、$SpO_2$、末梢循环情况。①观察患儿胸部是否随气囊的挤压而上下起伏；②由面罩透明部分观察患儿嘴唇与面色的变化；③经透明盖观察单向阀是否正常运行；④观察在呼气时面罩内是否呈雾气状；⑤看氧气管是否脱落。

参考解释语：

医生：患儿胸廓起伏良好，面色转为红润，简易呼吸气囊通气有效。

8. 行以上操作时，边判断胸廓起伏，有无呼吸及不正常呼吸（如叹息样呼吸），如已恢复，进行进一步生命支持；如未恢复，继续上述操作，直至有条件进行高级生命支持。

9. 抢救成功后取下面罩，关闭氧气开关。清洁口鼻及面部，根据病情需要给予氧气吸入，患儿取舒适卧位。操作完毕后用物消毒。

参考解释语：

医生：现在患儿的呼吸已经恢复，记录时间上午 11 点 31 分，请大家继续严密监测患儿病情，密切观察生命体征，发现异常及时报告。

10. 洗手，记录抢救过程。

## 【操作流程图】

洗手,戴口罩,准备用物,评估环境安全性

↓

通过观察患儿胸廓起伏,快速评估是否或能否正常呼吸,记录时间

↓

清理呼吸道,操作时以纱布清理患儿口腔及上呼吸道

↓

连接呼吸气囊与氧气连接管,检查有无漏气

↓

调节氧流量 8 ~ 10 L/min,使储氧袋充盈

↓

患儿去枕仰卧位,开放气道(双下颌上提法)

↓

将面罩紧扣患儿的口鼻部,操作者一手以 E-C 手法固定面罩和患儿下颌,另一手挤压复苏囊,给予正确的按压频率、按压强度

↓

按压同时评估生命体征、面色、$SpO_2$、末梢循环情况

↓

抢救成功后取下面罩,关闭氧气开关。清洁口鼻及面部,根据病情需要给予氧气吸入,患儿取舒适卧位

↓

操作完毕后用物消毒,洗手,记录抢救过程

## 【注意事项】

1. 使用简易呼吸器容易发生的问题是由于活瓣漏气,使患儿得不到有效通气,因此要定期检查、测试、维修和保养。

2. 选择合适的面罩,以便得到最佳使用效果。

3. 如果外接氧气,应调节氧流量至氧气储气袋充满氧气(氧流量 8 ~ 10 L/min)。

4. 挤压呼吸囊时,压力不可过大,以挤压呼吸囊的 1/3 ~ 2/3 为宜,亦不可时大时小时快时慢,以免损伤肺组织,造成呼吸中枢紊乱,影响呼吸功能恢复。

5. 发现患儿有自主呼吸时,应与患儿的呼吸动作保持一致,加以辅助。以免影响患儿的自主呼吸,发生对抗,反而会导致通气不足。

## 【操作评分标准】

简易呼吸气囊通气术操作评分标准见表5-6。

表5-6　简易呼吸气囊通气术操作评分标准

| 项目 | 操作要求 | 分值 | 考试评分 | 备注 |
|---|---|---|---|---|
| 操作前准备（10分） | 环境准备:床单位宽敞 | 2 | | |
| | 物品准备:用物齐全、放置合理 | 5 | | |
| | 护士准备:按要求着装,洗手、戴口罩 | 3 | | |
| 评估(10分) | 评估现场抢救环境的安全性 | 5 | | |
| | 通过观察患儿胸廓起伏,快速评估是否或能否正常呼吸,记录时间 | 5 | | |
| 操作要点（60分） | 清理呼吸道 | 5 | | |
| | 连接呼吸气囊与氧气连接管,检查有无漏气 | 6 | | |
| | 调节氧流量8～10 L/min,使储氧袋充盈 | 5 | | |
| | 患儿去枕仰卧位,操作者位于患儿的头侧,左手托起患儿下颌,使其头部后仰,以开放气道(双下颌上提法) | 7 | | |
| | 将面罩紧扣患儿的口鼻部,操作者一手以E-C手法固定面罩和患儿下颌,另一手挤压复苏囊 | 7 | | |
| | 给予正确的按压频率、按压强度 | 7 | | |
| | 按压同时评估生命体征、面色、$SpO_2$、末梢循环情况 | 7 | | |
| | 行以上操作时,边判断胸廓起伏,有无呼吸及不正常呼吸(如叹息样呼吸),如已恢复,进行进一步生命支持;如未恢复,继续上述操作,直至有条件进行高级生命支持 | 8 | | |
| | 抢救成功后取下面罩,关闭氧气开关。清洁口鼻及面部,根据病情需要给予氧气吸入,患儿取舒适卧位。操作完毕后用物消毒 | 8 | | |
| 操作后终末处置（10分） | 更换清洁尿布,穿好衣裤 | 5 | | |
| | 正确处理用物 | 2 | | |
| | 洗手,记录抢救 | 3 | | |

续表 5-6

| 项目 | 操作要求 | 分值 | 考试评分 | 备注 |
|---|---|---|---|---|
| 操作后评价（10 分） | 操作中注意患儿安全、保暖 | 2 | | |
| | 操作速度:5 min 内完成此项操作 | 5 | | |
| | 动作稳重、正确,有爱伤观念 | 3 | | |
| 总分 | | 100 | | |

## 【选择题】

1. 下列哪项不是简易呼吸气囊的组成构件 （　　）
   A. 球体　B. 面罩　C. 储氧袋　D. 仪表　E. 吸氧管
2. 下列哪项不是使用简易呼吸器的注意事项 （　　）
   A. 勿在有毒气体环境中使用
   B. 使用简易人工呼吸器前必须清除呼吸道异物及分泌物
   C. 观察患者胸廓起伏是否与挤压频率一致
   D. 观察患者面部与嘴唇发绀是否有变化
   E. 在无氧状态下,无须卸下储氧袋
3. 在挤压简易呼吸器的呼吸囊时的做法错误的是 （　　）
   A. 压力不可过大　B. 按压根据患儿病情进展改变挤压频率
   C. 挤压呼吸囊的 1/3 ~ 2/3 为宜
   D. 压力不可时大时小　E. 按压不可时快时慢
4. 使用简易呼吸器时哪项观察是错误的 （　　）
   A. 观察患儿胸部是否随气囊的挤压而上下起伏
   B. 由面罩透明部分观察患儿嘴唇与面色的变化
   C. 经透明盖观察单向阀是否正常运行
   D. 观察在吸气时面罩内是否呈雾气状
   E. 看氧气管是否脱落
5. 下列哪种说法是正确的 （　　）
   A. 呼吸气囊及面罩的选择:面罩以遮住患儿口鼻为准
   B. E-C 手法用右手拇指和示指将面罩紧扣于患儿口鼻部
   C. 将患儿下颌向下按
   D. 由左手挤压气囊
   E. 呼吸气囊面罩尖端应放置于患儿下颌部,弧形部应放置于患儿双眼之间

## 【评判性思考】

1. 紧急情况时,在没有氧气气源的情况下,如何使用简易呼吸气囊复苏?
2. 当发现患儿需要进行简易呼吸气囊复苏时,将如何进行人员配置?

# 模块六 儿科护理综合实践能力训练

# 项目一 新生儿窒息的护理

## 【实验学时】

3 学时。

## 【实验类型】

综合型实验。

## 【学习目标】

1. 能在新生儿发生窒息时实施快速、及时、正确、合理的复苏。能在新生儿复苏后给予密切监护，及时发现并发症，并给予恰当的处理。

2. 能综合运用给氧、吸痰、抽吸药液、静脉穿刺、静脉注射、插胃管、管饲、动静脉采血、雾化吸入等基础护理操作，监护技术、呼吸机的应用及护理等急救护理操作。

3. 能在救护中进行合理、有效的团队合作与分工。

4. 能及时、恰当地与患儿家属沟通，实施人文关怀。

## 【实验准备】

1. 物品准备：监护仪、吸痰仪、吸氧装置、新生儿复苏囊、喉镜、气管插管、婴儿培养箱、婴儿辐射保暖台、呼吸机、婴儿模型、大浴巾、治疗车、急救车、急救箱、静脉输液用物、药物、吸氧管、吸痰管、胃管等。

2. 学生课前准备：每实验小班学生平均分成 4 组，选出组长 1 人。课前通过复习、查阅文献等小组学习强化新生儿窒息的相关知识。

## 【情境案例】

患儿常嘉嘉，男，系第 1 胎第 1 产，胎龄 39 周，因其母顺产过程中胎心减慢，在当地医院行剖宫产娩出，出生体重 3 710 g，羊水污染Ⅲ°，胎盘正常、脐带绕颈 1 周，娩出后患儿无反应，无自主呼吸、心率，Apgar 评分 1 min 0 分，立即将患儿置婴儿辐射保暖台抢救。

## 【实验内容与步骤】

（一）案例讨论

1. 如何对该患儿进行复苏抢救？

同学分组进行角色扮演，1 名医生、1 名助产士。讨论并进行评析。

2. 护士应如何与患儿家长沟通？

学生分组，每组选 3 位同学进行角色扮演，1 名护士、2 名家属，分别进行评析。

3. 情境一：患儿经当地医院给予气管插管、胸外按压等复苏抢救，约 2 min 后出现心率，Apgar 评分 5 min 1 分（心率 1 分），10 min 4 分（心率 2 分，呼吸、皮肤颜色各 1 分），给予“气管插管、复苏气囊加压”下转入当地县人民医院新生儿科，入科后完善相关检查，给予“机械通气、抗感染、预防出血、加强呼吸道管理”等对症支持治疗，患儿有易激惹表现，且呼吸困难无明显缓解，为求进一步治疗，由 120 急诊转运，以“窒息复苏后 7 h”为主诉，急诊以“新生儿窒息（重度）、新生儿感染”为诊断收入院。

（1）患儿初入病房，护士如何接诊患儿及其家长？

学生分组，每组选 3 位同学进行角色扮演，1 名护士、2 名家属，分别进行评析。

（2）如何对该患儿进行护理评估？

同学进行角色扮演，病房责任护士进行新生儿护理评估练习。讨论并进行评析。

4. 情境二

入院查体：体温 36.5 ℃，脉搏 155 次/min，呼吸 32 次/min，体重 3 880 g，血压 67/32 mmHg；发育正常，营养中等，神志清，精神差。全身皮肤黏膜无黄染、皮疹及出血点。头皮水肿，头颅无畸形，前囟平软，约 1.5 cm×1.5 cm，双眼睑无水肿，结膜无充血，巩膜无黄染，双侧瞳孔等大等圆，对光反射存在；经口带一气管导管。颈软，无抵抗，气管居中；双侧胸廓对称、无畸形，吸气性三凹征阳性，双肺听诊呼吸音粗，未闻及干、湿性啰音。心率 155 次/min，心音稍钝，节律齐，各瓣膜听诊区未闻及杂音。腹软，脐带已包扎，脐轮无红肿，肝右肋下 1 cm，质软边锐，脾肋下未触及，肠鸣音正常。脊柱四肢无畸形，活动度正常。末梢循环良好，指趾甲超过末端，足底纹理>前 1/3。肛门无畸形，外生殖器外观正常，四肢肌张力高，觅食反射、吸吮反射、拥抱反射、握持反射均未引出。初步诊断：①新生儿重度窒息；②胎粪吸入综合征？③新生儿缺氧缺血性脑病？

新生儿窒息的护理

医嘱给予：完善辅助检查；机械通气、亚低温疗法、保暖、抗感染、补液、对症及支持治疗；心电监护等。

分析以下问题：

（1）根据患儿目前状况，护士应重点观察什么？

（2）可以为患儿采用哪些保暖措施？

（3）患儿的气道管理和皮肤护理需要注意什么？

（4）亚低温疗法中重点监测哪些指标？

5. 情境三：患儿入院后呼吸困难，气道分泌物较多，原始反射未引出，医嘱给予吸痰、管饲母乳。

分析以下问题：

（1）新生儿吸痰与成人有何不同？

（2）管饲选择鼻胃管、口胃管哪个更合适？

（3）如何指导家属送母乳？

6. 情境四：经过 1 个月积极治疗，患儿各项生命体征正常，准备出院。患儿家长询问“孩子是否恢复了，是否会留后遗症，以后应该怎么办”。

分析以下问题：

(1)此时护士如何回答患儿家长的问题，实施人文关怀？

(2)请帮助护士制订出院健康教育计划。

(二)学生分组

每组学生代表发言，教师点评分析。

(三)技能训练

1. 气管插管内吸痰

适应证：机械通气患儿，气管内分泌物较多，影响有效通气。

方法与步骤：①操作者着装整齐，修剪指甲、洗手、戴口罩。②核对医嘱，备齐用物携至新生儿床旁，核对新生儿，肺部听诊，向新生儿家长解释目的。③吸入高浓度氧，给新生儿吸入高浓度氧[基础氧浓度+(10%～20%)]1 min，以防吸痰造成的低氧血症。④调节负压，接通电源，连接吸痰连接管，打开开关，调节负压至<100 mmHg。⑤试吸生理盐水，戴无菌手套，连接吸痰管与负压连接管，试吸少量生理盐水，检查管道是否通畅。⑥吸痰，左手反折吸痰管末端，右手持吸痰管迅速、轻轻地送入一定深度，左右旋转，向上提拉，吸净痰液；吸痰后，观察痰液性状，冲洗吸痰管道，并立即连接呼吸机接头，根据血氧饱和度调整吸入氧浓度到基础值；取无菌纱布包裹吸引管接头，关闭负压；再次听诊新生儿呼吸音，观察新生儿生命体征和血氧饱和度。⑦整理记录，整理床单位、清理用物，洗手，记录。

2. 新生儿管饲

适应证：存在吞咽障碍、意识障碍，胃肠道有功能无肠道喂养禁忌证的新生儿。

方法与步骤：①操作者着装整齐，剪指甲、洗手，戴口罩。②核对医嘱，备齐用物携至新生儿床旁，核对新生儿，向新生儿家长解释目的。③患儿取侧卧位，将床头摇高30°～60°，下颌下铺巾，弯盘置口角旁，清洁鼻腔。④插胃管，戴无菌手套，检查胃管是否通畅润滑胃管前端；测量胃管需插入长度，并做标记；将胃管沿一侧鼻腔或口腔轻轻插入。⑤证实胃管在胃内：用注射器抽取有胃液抽出(pH 试纸证实，pH 值<5)或从胃管注入10 mL空气，听诊器在胃部听到气过水声。⑥固定胃管，用敷贴或胶布固定胃管于鼻翼和面颊部。⑦遵医嘱准确抽取奶液，缓慢从胃管注入。⑧将胃管末端反折并用纱布包好，妥善固定，标识导管名称、置管时间。⑨整理记录：整理床单位、清理用物，洗手，记录。

## 【操作评分标准】

新生儿窒息的护理操作评分标准见表6-1。

表 6-1　新生儿窒息的护理操作评分标准

| 项目 | 评价内容 | 分值 | 技术实施要点 | 扣分情况及存在问题 |
|---|---|---|---|---|
| 案例分析（20 分） | | 4 | 临床思维清晰 | |
| | | 8 | 制定病情紧急预案迅速、全面 | |
| | | 8 | 思考题回答正确 | |
| 护理技能操作（54 分） | 窒息复苏 | 4 | 评估全面，决策正确 | |
| | | 4 | 复苏方案正确 | |
| | | 4 | 动作迅速、手法准确 | |
| | | 4 | 严格控制时间 | |
| | 病情观察 | 4 | 生命体征测量 | |
| | | 4 | 瞳孔、前囟及神志改变、肌张力 | |
| | | 3 | 其他并发症表现 | |
| | 维持气道通畅 | 4 | 遵医嘱气管内吸痰手法正确 | |
| | | 3 | 负压调节适宜 | |
| | | 4 | 吸痰前后给氧，氧浓度调节正确 | |
| | | 4 | 吸痰前后听诊呼吸音，评估患儿 | |
| | 管饲 | 4 | 插管动作熟练，位置正确 | |
| | | 4 | 抽取奶量准确，推注速度适宜 | |
| | | 4 | 推注前抽胃潴留 | |
| 人文关怀（6 分） | | 3 | 态度亲切、语言恰当 | |
| | | 3 | 宣教内容正确 | |
| 团队合作（20 分） | | 4 | 医护人员着装整洁，准备充分 | |
| | | 4 | 情景设计合理，模拟真切 | |
| | | 4 | 组织有序，限时内完成操作 | |
| | | 4 | 操作熟练，有无菌观念 | |
| | | 4 | 总结分析客观、全面 | |
| 总分 | | 100 | | |

## 【选择题】

1. 新生儿窒息复苏，应在出生后首先（　　）
   A. 心脏按压　　B. 用面罩供氧
   C. 弹足底或刺激皮肤以引起啼哭　　D. 注射 5% 碳酸氢钠和呼吸兴奋剂
   E. 用吸管吸出鼻、口腔及咽喉中黏液和分泌物
2. 新生儿窒息复苏，胸外按压的部位是（　　）
   A. 胸骨体中间处　　B. 胸骨体中 1/3 处　　C. 胸骨体中下 1/3 处
   D. 胸骨体中 1/4 处　　E. 胸骨体中下 1/4 处

3. 足月新生儿窒息最常见的并发症是 (　　)

A. 低钠血症　　B. 心源性休克　　C. 持续性胎儿循环

D. 缺血缺氧性脑病　　E. 坏死性小肠结肠炎

4. 新生儿娩出 1 min 时心率 96 次/min，呼吸不规则，四肢活动好，弹足底能皱眉，躯体肤红，四肢青紫。Apgar 评分为 (　　)

A. 9 分　　B. 8 分　　C. 7 分

D. 6 分　　E. 5 分

5. 关于新生儿气管插管内吸痰说法正确的是 (　　)

A. 调节负压在 0.02 ~0.04 kPa　　B. 吸痰前不需要调节氧浓度

C. 1 名护士即可完成　　D. 吸痰时间不超过 10 ~ 15 s

E. 吸痰管插入深度是气管插管深度加 1 ~1.5 cm

6. 经胃管喂养新生儿时，胃内残留量超过管饲奶量多少停喂 1 次 (　　)

A. 1/3　　B. 1/2　　C. 2/3

D. 1/4　　E. 1/5

## 【评判性思考】

1. 窒息患儿还可能会出现哪些并发症？哪些表现提示发生了这些并发症？

2. 影响窒息患儿预后的因素有哪些？护士在工作中如何尽力做好预防？

3. 该患儿因发生呼吸窘迫综合征医嘱给予固尔苏（猪肺磷脂），该药给药有什么特点和注意事项？

4. 针对患儿家长角色转换不良，如何给予支持和帮助？

# 项目二　惊厥患儿的急救护理

## 【实验学时】

3 学时。

## 【实验类型】

综合型实验。

## 【学习目标】

1. 能在患儿发生危急情况时实施快速、及时、正确、合理的救护。
2. 能综合运用吸氧、抽吸药液、静脉穿刺、静脉注射等基础护理操作。
3. 能在救护中进行合理、有效的团队合作与分工。
4. 能及时、恰当地与患儿家属沟通,实施人文关怀。

## 【实验准备】

1. 物品准备:监护仪、吸痰仪、吸氧装置、婴儿培养箱、婴儿模型、急救车、急救箱、静脉输液用物等。

2. 学生课前准备:每实验小班学生平均分成 4 组,选出组长 1 人。课前通过复习、查阅文献等小组学习强化惊厥患儿急救护理的相关知识。

## 【情境案例】

患儿李小明,男,1 岁。以"咳嗽 3 d,发热 3 h"为代主诉入院。3 d 前患儿受凉后出现咳嗽,为阵发性干咳,夜间较重,无发热、喘息、呕吐,未治疗。1 d 前患儿咳嗽次数增多,伴喉中痰鸣、偶流清涕,给予口服"咳露口服液""消炎退热合剂""阿奇霉素颗粒",患儿咳嗽、流涕减轻。3 h 前患儿出现发热,因既往有高热惊厥史,遂来我院就诊。门诊以"发热待查"收入我科。入院时:体温 39.1 ℃,脉搏 135 次/min,呼吸 35 次/min,血压 85/60 mmHg,体重 10 kg。

## 【实验内容与步骤】

(一)案例讨论

1. 患儿初入病房,护士如何接诊患儿及其家长?

学生分组,每组选 4 位同学进行角色扮演,1 名护士、2 名家属、1 名患儿,分别进行评析。

2. 如何为该患儿进行护理评估?

2 名同学进行角色扮演,1 名患儿家长、1 名病房责任护士,使用婴儿模型进行儿科体格检查练习。讨论并评析。

3. 情境一:该患儿在病房接诊时突然出现抽搐,表现为头后仰,双眼向上凝视,口唇发绀,双上肢不自主抽动,上下肢强直。医生给予口头医嘱"立即吸氧;地西泮 2 mg,缓慢静脉注射"。

分析以下问题:

(1)各项抢救措施是否正确实施?操作是否正确?

(2)团队协作是否协调、有序,能否发挥每个成员的能力?

4. 情境二:3 min 后抽搐缓解,患儿入睡,测体温 38.9 ℃。医生临时医嘱给予物理降温配合药物进行退热处理。

| | |
|---|---|
| 赖氨匹林针(来比林)[0.9 g]1 支　0.2 g<br>0.9% 氯化钠针[10 mL∶90 mg]1 支　2 mL | 静脉注射 |

分析以下问题:

(1)此时护士应重点观察患儿哪些症状?

(2)如何制定应对抽搐的预案?

5. 情境三:经过 1 周积极治疗,患儿各项生命体征正常,准备出院。患儿家长询问"孩子发热时已经抽了 2 次了,以后是否还会再抽"。

分析以下问题:

(1)此时护士如何回答患儿家长的问题,实施人文关怀?

(2)请帮助护士制订出院健康教育计划。

### (二)学生分组

每组学生代表发言,教师点评分析。

### (三)技能训练

1. 小儿冷疗法

适应证:降低体温、减轻局部充血或出血、控制炎症扩散、减轻疼痛者。

方法与步骤:局部冷疗包括冰袋、冰帽、冷湿敷等;全身冷疗可用温水擦浴。①护士着装整洁、修剪指甲、洗手、戴口罩。②评估患儿病情、体温、意识、皮肤状况、合作程度等情况。③关闭门窗,调节室温。④松开床尾盖被,协助患儿脱去上衣;冰袋置头部,热水袋置足底。⑤大毛巾垫擦拭部位下,小毛巾浸入温水中,拧至半干,以离心方向拭浴;拭浴毕用大毛巾擦干皮肤。⑥观察患儿有无出现寒战、面色苍白等情况。⑦协助患儿穿衣、取舒适体位,整理床单位。⑧洗手、记录。

2. 小儿止惊药物治疗

适应证:惊厥发作超过 5 min 者需要及时给予药物止惊治疗。

常用药物:①首选苯二氮䓬类药物,有静脉通道者应静脉推注地西泮,每次 0.3~0.5 mg/kg(单剂最大限用量 10 mg)静脉注射(每分钟 1~2 mg、新生儿 0.2 mg),若发作持续,必要时 10~15 min 后可重复一次。难以建立静脉通道的情况下首选咪达唑仑,首剂 0.2 ~0.3 mg/kg,最大不超过 10 mg。②苯巴比妥钠,肌内注射吸收较慢,不适宜用于急救的一线用药。负荷量 10 mg/kg,注射速度<25 mg/min。③上述治疗无效时,10% 水合氯醛,剂量为 0.5 mL/kg(50 mg/kg),稀释至 3% 灌肠。

## 【操作评分标准】

惊厥患儿的急救护理操作评分标准见表 6-2。

表 6-2　惊厥患儿的急救护理操作评分标准

| 项目 | 评价内容 | 分值 | 技术实施要点 | 扣分情况及存在问题 |
|---|---|---|---|---|
| 案例分析（20 分） | | 4 | 临床思维清晰 | |
| | | 8 | 制定病情紧急预案迅速、全面 | |
| | | 8 | 思考题回答正确 | |
| 护理技能操作（48 分） | 维持气道通畅 | 4 | 体位摆放正确 | |
| | | 4 | 清理呼吸道,必要时吸痰 | |
| | | 4 | 吸氧 | |
| | 止惊处理 | 6 | 遵医嘱给药,操作无误 | |
| | | 3 | 避免强压肢体 | |
| | | 3 | 遵循无菌原则,操作熟练 | |
| | 病情观察 | 4 | 生命体征测量 | |
| | | 4 | 瞳孔大小、对光反射及神志改变 | |
| | | 4 | 记录发作情况、用药反应 | |
| | 降温措施 | 5 | 遵医嘱给药,操作无误 | |
| | | 3 | 遵循无菌原则,操作熟练 | |
| | | 4 | 物理降温部位、方法无误 | |
| 人文关怀（12 分） | | 4 | 态度亲切、语言恰当 | |
| | | 4 | 沟通有效 | |
| | | 4 | 宣教内容正确 | |
| 团队合作（20 分） | | 4 | 医护人员着装整洁,准备充分 | |
| | | 4 | 情景设计合理,模拟真切 | |
| | | 4 | 组织有序,限时内完成操作 | |
| | | 4 | 操作熟练,有无菌观念 | |
| | | 4 | 总结分析客观、全面 | |
| 总分 | | 100 | | |

## 【选择题】

1. 冷疗目的不包括 （ ）
   A. 促进炎症消散　B. 减轻出血　C. 减轻疼痛
   D. 降低体温　E. 减轻局部充血
2. 冷疗法的局部生理效应是 （ ）
   A. 小动脉扩张　B. 血流减慢　C. 体温升高
   D. 神经传导速度加快　E. 淋巴流量加快
3. 处理惊厥发作患儿,下列做法不妥的是 （ ）
   A. 立即将患儿抱到抢救室　B. 清除口咽部分泌物　C. 松解衣领
   D. 保持头部向一侧倾斜　E. 保持安静,减少刺激
4. 小儿惊厥时应重点观察 （ ）
   A. 体温变化　B. 呼吸、瞳孔变化　C. 发绀程度
   D. 呕吐情况　E. 肌张力改变
5. 惊厥持续状态是指 （ ）
   A. 惊厥发作持续 10 min 以上　B. 惊厥发作持续 15 min 以上
   C. 惊厥发作持续 30 min 以上　D. 惊厥发作持续 40 min 以上
   E. 惊厥发作持续 60 min 以上
6. 婴幼儿时期惊厥最常见的原因是 （ ）
   A. 高热　B. 癫痫　C. 脑膜炎
   D. 低血糖　E. 中毒性脑病
7. 为防止惊厥患儿外伤,以下处理正确的是 （ ）
   A. 将压舌板塞入患儿上下磨牙之间　B. 将手指塞入患儿口内
   C. 用约束带捆绑患儿四肢　D. 按压患儿减少抽搐
   E. 移开周围一切硬物

## 【评判性思考】

1. 患儿还可能存在哪些潜在的护理问题?
2. 除了药物降温、物理降温,目前还有哪些新的降温措施?
3. 患儿的静脉注射途径还有哪些? 如何保障各种注射途径顺利?

# 项目三 肺炎患儿的护理

## 【实验学时】

3 学时。

## 【实验类型】

综合型实验。

## 【学习目标】

1. 能应用临床思维方法对肺炎患儿进行健康评估和病情分析。
2. 能在患儿发生危急情况时实施快速、及时、正确、合理的救护。
3. 能综合运用吸氧、监护仪、抽吸药液、静脉穿刺、静脉注射等基础护理操作。
4. 能在护理过程中进行合理、有效的团队合作与分工。
5. 能及时、恰当地与患儿家属沟通,实施人文关怀。

## 【实验准备】

1. 物品准备:吸氧装置、监护仪、吸痰仪、静脉注射和输液用物等。

2. 学生课前准备:每实验小班学生平均分成 4 组,选出组长 1 人。课前通过复习、查阅文献等小组学习,强化肺炎患儿处理的相关知识。

## 【情境案例】

患儿胡小朋,男,6 岁 6 个月。以“间断咳嗽 20 d,加重伴喘息 5 d,间断发热 3 d”为主诉入院。20 d 前出现痰鸣,偶有咳嗽,家属给予口服化痰药物治疗 5 d,效果欠佳。5 d 前患儿咳嗽加重,伴喘息,为求进一步诊治至我院,门诊以“支气管肺炎”收住入院。入院查体:体温 37.8 ℃,脉搏 136 次/min,呼吸 36 次/min,体重 25.00 kg,血压 108/70 mmHg,$SpO_2$ 92%,吸气性三凹征阳性,双肺听诊呼吸音粗,可闻及高调哮鸣音及中等量中细湿啰音。

## 【实验内容与步骤】

(一)案例讨论

1. 患儿初入病房,护士如何接诊患儿及其家长?

学生分组,每组选 4 位同学进行角色扮演,2 名护士、1 名家属、1 名患儿,分别进行评析。

2. 如何为该患儿进行护理评估?专科体格检查?

2 名同学进行角色扮演,1 名患儿、1 名病房责任护士,进行儿科体格检查练习。讨论并进行评析。

3. 情境一：该患儿在病房突然出现咳喘加重、口唇发绀、面色青紫。医生医嘱给予"鼻导管吸氧；心电监护；静脉应用氨溴索化痰、甲泼尼龙抗炎、硫酸镁解痉；雾化吸入等治疗"。

分析以下问题：

（1）各项急救措施是否正确实施？操作是否正确？

（2）处理方案是否正确？分工是否合理？

（3）团队协作是否协调、有序，能否发挥每个成员的能力？

4. 情境二：患儿 5 min 后面色稍好转，但咳喘减轻不明显，听诊肺部痰鸣音加重。医生临时医嘱给予吸痰。

分析以下问题：

（1）此时护士应重点观察患儿哪些症状？

（2）请帮助护士制定应对气道梗阻的预案？

5. 情境三：经过 2 周的积极治疗，患儿各项生命体征正常，为巩固治疗效果，带有口服药准备出院。患儿家长询问"回去后，还有什么要注意的"。

分析以下问题：

（1）此时护士如何回答患儿家长的问题、实施人文关怀？

（2）请帮助护士制订出院健康教育计划。

（二）学生分组

每组学生代表发言，教师点评分析。

（三）技能训练

1. 吸氧方法

适应证：低氧血症、心搏呼吸骤停、疑似低氧血症急需护理（如哮喘）者等。

方法与步骤：①护士衣帽整洁、修剪指甲、洗手、戴口罩。②携用物至床旁，核对床号、姓名，向患儿及家长解释目的和方法。③清洁中心供氧装置接头，将湿化瓶装在氧气表上，关紧流量表开关，将氧气表插入中心供氧装置中，检查供氧装置是否通畅、有无漏气。④检查鼻腔，用棉签蘸水清洁两侧鼻腔，将鼻导管与氧气表相连接，开流量表，根据病情调节流量，在小药杯冷开水中检查鼻导管是否通畅，同时润滑前端。⑤将导管轻轻插入鼻腔，固定鼻导管，查看给氧时间，询问患儿的感受，做好宣教。⑥整理患者、床单位和用物，洗手，记录给氧时间、氧流量。

肺炎患儿的护理

2. 吸痰方法

适应证：喉部有痰鸣或者听诊肺部有痰鸣音，口、鼻、人工气道分泌物或误吸的呕吐物无法排除，咳嗽无力或咳嗽反射迟钝、吞咽功能不全者。

方法与步骤：①护士衣帽整洁、修剪指甲、洗手、戴口罩。②携用物至床旁，再次核对患儿，检查患儿口、鼻腔。③为患儿翻身拍背，操作者用一手握成空掌由下而上，由外向内拍击后背部。④将患儿头部转向一侧，面向操作者连接、检查并调节吸引器（中心负压吸引器或电动吸引器），洗手。⑤打开治疗盘，向治疗盘的 2 个无菌治疗碗中倒无菌生理盐水，戴上无菌手套，用无菌技术取痰管，将吸痰管与吸引管对准衔接，在左边无菌治疗碗中试吸，检查吸痰管是否通畅。⑥将吸痰管插入气管，插管过程中不可有负压。经口吸痰是将吸痰管插入口咽部 10 cm 以上。经鼻吸痰是吸痰管由一侧鼻腔插入 20 cm 以上。⑦左右旋转，边吸边退，边观察吸出液的性状，更换吸痰管。⑧退出后用右边无菌治疗碗中的生理盐水抽吸冲洗导管，分离吸痰管置于医疗垃圾装中，脱去手套，擦净面部。⑨为患儿摆好舒适体位，整理床单位，调节氧气流量至正常水平，关闭负压吸引器开关，及时倒掉贮液瓶内的液体。⑩整理用物，洗手、记录。

3. 心电监护仪的使用方法

适应证：病情不稳定，需要连续监测生命体征的患儿，监测心率、心律随时有变化的患者。

方法与步骤：①护士衣帽整洁、修剪指甲、洗手、戴口罩。②携用物至床旁，再次核对患儿。③连接、打开电源，检查心电监护仪的性能及导线连接是否正常。④根据患儿病情，取平卧位或半卧位清洁患儿皮肤。⑤电极片连接至监测仪导联线上，按照监测仪标识要求贴于胸部正确位置（R 为右锁骨下外侧，L 为左锁骨下，F 为左胸肌下 6、7 肋间）。⑥连接血氧饱和度、袖带血压。⑦选择导联，保证监测波形清晰无干扰。⑧调节各种参数，设置报警界限。⑨观察心电监护仪是否正常，整理固定各种导线，记录监护参数。

## 【操作评分标准】

肺炎患儿的护理操作评分标准见表 6-3。

表 6-3　肺炎患儿的护理操作评分标准

| 项目 | 评价内容 | 分值 | 技术实施要点 | 扣分情况及存在问题 |
|---|---|---|---|---|
| 案例分析（20 分） | | 4 | 临床思维清晰 | |
| | | 8 | 制定病情处理预案迅速、全面 | |
| | | 8 | 思考题回答正确 | |
| 护理技能操作（54 分） | 维持气道通畅 | 2 | 体位摆放正确 | |
| | | 4 | 遵循吸氧操作流程，操作熟练 | |
| | | 4 | 遵循吸痰操作流程，操作熟练 | |
| | | 2 | 氧流量调节正确 | |
| | | 4 | 吸痰负压、插入深度正确 | |
| | | 2 | 拍背手法正确 | |
| | | 4 | 雾化吸入操作流程、方法正确 | |
| | 药物应用 | 4 | 遵医嘱给药，操作无误 | |
| | | 4 | 建立静脉通道顺利 | |
| | | 4 | 遵循无菌原则，操作熟练 | |
| | 病情观察 | 4 | 生命体征测量 | |
| | | 2 | 面色、咳喘的观察 | |
| | | 4 | 记录缺氧改善情况、用药反应 | |

续表 6-3

| 项目 | 评价内容 | 分值 | 技术实施要点 | 扣分情况及存在问题 |
|---|---|---|---|---|
| | 监护仪使用 | 4 | 遵循操作流程,操作熟练 | |
| | | 4 | 电极片粘贴位置正确 | |
| | | 2 | 参数设置合理 | |
| 人文关怀（8 分） | | 4 | 态度亲切、语言恰当 | |
| | | 4 | 宣教内容正确 | |
| 团队合作（18 分） | | 4 | 医护人员着装整洁,准备充分 | |
| | | 4 | 情景设计合理,模拟生动 | |
| | | 4 | 组织有序,限时内完成操作 | |
| | | 2 | 操作熟练,遵守无菌观念 | |
| | | 4 | 总结分析客观、全面 | |
| 总分 | | 100 | | |

## 【选择题】

1. 鼻导管吸氧的测量长度是多少 （　　）
   A. 鼻尖到耳垂的 1/3　　B. 鼻尖到耳垂的 2/3　　C. 鼻尖到耳垂的 2/4
   D. 鼻尖到耳垂的 3/4　　E. 鼻尖到耳垂的 2/5
2. 急性肺水肿时最好用多少浓度的酒精吸氧 （　　）
   A. 20% ~30%　　B. 25% ~35%　　C. 30% ~40%
   D. 40% ~50%　　E. 30% ~35%
3. 每次吸痰时间应小于 （　　）
   A. 5 s　　B. 10 s　　C. 15 s
   D. 20 s　　E. 25 s
4. 吸痰术儿童压力一般为 （　　）
   A. <150 mmHg　　B. <200 mmHg　　C. <300 mmHg
   D. <400 mmHg　　E. 300 ~400 mmHg
5. 不是吸痰术的适应证是 （　　）
   A. 昏迷患者　　B. 老年患者　　C. 气管切开患者
   D. 危重患者　　E. 预防感染患者

## 【评判性思考】

1. 患儿还可能存在哪些潜在的护理问题?
2. 患儿的排痰途径还有哪些? 如何保障痰液的顺利咳出?
3. 针对不同文化背景的患儿家长,如何达到更好的护患交流效果?

# 项目四 腹泻患儿的护理

## 【实验学时】

3 学时。

## 【实验类型】

综合型实验。

## 【学习目标】

1. 能应用临床思维方法对腹泻患儿进行健康评估和病情分析,能根据腹泻患儿临床表现及实验室检查结果,初步判断轻、重型腹泻及脱水性质和程度。

2. 能通过病情观察,及时发现腹泻患儿的并发症,在患儿出现危急情况时及时做出判断,并实施快速、及时、正确、合理的救护。

3. 能综合运用臀部护理、口服补液、静脉补液等护理操作对腹泻患儿实施护理。

4. 能在护理过程中进行合理、有效的团队合作与分工。

5. 能及时、恰当地与患儿家属沟通,实施人文关怀。

## 【实验准备】

1. 物品准备:监护仪、尿布、尿布桶、温水(38 ~ 40 ℃)、水盆、小毛巾 1 ~ 2 块、护臀湿巾、婴儿沐浴液、静脉输液用物,必要时备护臀膏、棉签。

2. 学生课前准备:每实验小班学生平均分成 4 组,选出组长 1 人。课前通过复习、查阅文献等小组学习婴幼儿腹泻的相关知识。

## 【情境案例】

患儿周芳芳,女,2 岁。以“呕吐伴腹泻 2 d”为代主诉入院。2 d 前患儿因饮食不当出现大便次数增多,约 10 次/d,稀水便,伴腹胀,间断呕吐 2 次/d,为非喷射性,呕吐物为胃内容物。患儿 1 d 前出现食欲减退,进食少,家长自行给予口服补液盐,症状无明显缓解,2 h 前发现患儿精神差,遂来我院就诊,门诊以“腹泻查因”收入 PICU。入院查体:体温 37 ℃,脉搏 118 次/min,呼吸 35 次/min,体重 12 kg。

## 【实验内容与步骤】

(一)案例讨论

1. 情境一

查体:精神萎靡,皮肤干燥、弹性差,口渴明显,口腔黏膜干燥,咽红,心肺听诊未见异常,肝脾肋下未触及,腹胀,肠鸣音4次/min,泪少,少尿,四肢稍凉,膝腱反射减弱。

辅助检查:血钠125 mmol/L,血钾4.0 mmol/L,血 $HCO_3^-$ 16 mmol/L。

分析以下问题:

(1)该患儿属于轻型腹泻还是重型腹泻?两者的主要区别点是什么?

(2)判断该患儿的脱水程度及脱水性质,判断依据是什么?

(3)判断该患儿的酸碱平衡紊乱类型及程度,判断依据是什么?

2. 情境二

医师开具医嘱:

5%葡萄糖250 mL
10%氯化钠15 mL
10%氯化钾5 mL
静脉滴注

分析以下问题:

(1)应遵循怎样的补液原则?

(2)药液配制及输注过程中需注意哪些内容?

3. 情境三:治疗2 d后,患儿脱水纠正,腹泻症状已明显缓解,肛周皮肤仍有发红。

分析以下问题:

(1)该如何做好患儿的臀部护理?

(2)请帮助护士制订出该患儿出院健康教育计划。

(二)学生分组

每组学生代表发言,教师点评分析。

(三)技能训练

1. 静脉补液

适应证:①大出血、休克和严重烧伤的患儿;②剧烈恶心、呕吐、腹泻的患儿;③不能经口进食的患儿;④吞咽困难及胃肠道吸收障碍的患儿;⑤严重感染、水肿的患儿等。

方法与步骤:①操作者着装整洁、修剪指甲、洗手、戴口罩;②核对医嘱,配制药物;③床旁双人核对,与患儿/家属解释沟通,取得配合;④注射;⑤固定;⑥调节滴速并记录;⑦宣教注意事项;⑧整理床单位,清理用物,洗手。

2. 臀部护理

适应证:①尿布疹或臀红患儿;②腹泻患儿;③新生婴儿。

方法与步骤:①操作者着装整洁、修剪指甲、洗手、戴口罩;②评估患儿病情、合作程度、皮肤及进食情况;③关闭门窗,调节室温;④松开尿布,洗净臀部;⑤涂抹药物;⑥更换尿布,整理衣被;⑦整理用物,洗手,记录。

## 【操作评分标准】

腹泻患儿的护理操作评分标准见表 6-4。

表 6-4 腹泻患儿的护理操作评分标准

| | 评价内容 | 分值 | 技术实施要点 | 扣分情况及存在问题 |
|---|---|---|---|---|
| 案例分析（20 分） | | 4 | 临床思维清晰 | |
| | | 8 | 评估病情迅速、全面 | |
| | | 8 | 思考题回答正确，判断依据准确 | |
| 护理技能操作（48 分） | 静脉补液 | 5 | 液体配制熟练、正确 | |
| | | 5 | 遵医嘱给药，剂量准确 | |
| | | 4 | 高警示药物输注前双人核对并签字 | |
| | | 5 | 补液滴速及血管选择合适 | |
| | | 5 | 遵循无菌原则，操作熟练 | |
| | 病情观察与处理 | 5 | 能正确观察病情、及时发现并发症 | |
| | | 5 | 补钾注意事项及观察要点正确 | |
| | 臀部护理 | 4 | 清洗臀部方法正确 | |
| | | 5 | 水温、照射距离、体位选择合适 | |
| | | 5 | 操作熟练，注意保暖 | |
| 人文关怀（12 分） | | 4 | 态度亲切、语言恰当 | |
| | | 4 | 沟通有效 | |
| | | 4 | 宣教内容正确 | |
| 团队合作（20 分） | | 4 | 医护人员衣帽整洁，准备充分 | |
| | | 4 | 情景设计合理，模拟真切 | |
| | | 4 | 组织有序，限时内完成操作 | |
| | | 4 | 操作熟练，有无菌观念 | |
| | | 4 | 总结分析客观、全面 | |
| 总分 | | 100 | | |

## 【选择题】

1 患儿，9 个月，呕吐、腹泻 3 d，尿量略少，皮肤弹性稍差，口唇微干，眼窝轻度凹陷。血清钠浓度为 140 mmol/L，其脱水的程度为 （ ）

A. 重度脱水　B. 中度脱水　C. 极重度脱水

D. 轻度脱水　E. 无脱水

2. 200 mL 溶液中加入 10% 氯化钾溶液不能超过 （ ）

A. 3 mL　B. 6 mL　C. 9 mL

D. 12 mL　　E. 15 mL

3. 以下关于小儿腹泻的饮食护理的描述,正确的是 (　　)

A. 轻型腹泻不用禁食　　B. 重型腹泻伴呕吐严重者应禁食、水 4 ~ 6 h

C. 长期腹泻者可以用全身静脉营养替代进食

D. 病毒性肠炎应暂停乳类食品,改为豆制代乳品或发酵乳

E. 呕吐严重者应禁水

4. 小儿轻度脱水,丢失水分为体重的 (　　)

A. <5%　　B. 5% ~ 10%　　C. 10% ~ 15%

D. >10%　　E. >15%

5. 患儿 1.5 岁,呕吐、腹泻 3 d,经补液,脱水基本纠正,现出现腹胀,心音低钝,腱反射减弱,考虑为 (　　)

A. 低钠血症　　B. 低镁血症　　C. 低钾血症

D. 低钙血症　　E. 低氯血症

6. 防止尿布皮炎发生的主要措施是 (　　)

A. 用一次性尿布　　B. 用棉织品尿布　　C. 尿布煮沸消毒

D. 勤换尿布、涂油　　E. 换尿布后涂粉

7. 小儿尿布皮炎护理中正确的是 (　　)

A. 便后用冷水洗净　　B. 污垢处用肥皂洗净　　C. 阳光下晒 30 ~ 60 min

D. 洗净臀部涂鞣酸软膏　　E. 包好尿布以免粪便外溢

8. 患尿布皮炎的局部皮肤皮疹溃破、脱皮,属于 (　　)

A. Ⅰ度　　B. Ⅱ度　　C. Ⅲ度

D. Ⅳ度　　E. Ⅴ度

9. 臀部护理适宜的水温是 (　　)

A. 36 ~ 38 ℃　　B. 38 ~ 40 ℃　　C. 40 ~ 42 ℃

D. 42 ~ 44 ℃　　E. 39 ~ 41 ℃

10. 重型腹泻禁食的时间是 (　　)

A. 1 ~ 2 h　　B. 2 ~ 4 h　　C. 4 ~ 6 h

D. 8 ~ 10 h　　E. 10 h 以上

## 【评判性思考】

1. 避免女婴泌尿系感染,日常护理需注意什么?
2. 如何预防高浓度电解质外渗?
3. 10% 氯化钾输注过程中出现外渗,该如何处理?
4. 口服补液盐为何要推出低渗配方?

# 项目五 肾病综合征患儿的护理

## 【实验学时】

3 学时。

## 【实验类型】

综合型实验。

## 【学习目标】

1. 能应用临床思维方法对肾病综合征患儿进行健康评估和病情分析，能判断肾病综合征患儿存在的护理问题和潜在风险。

2. 能针对肾病综合征患儿常用药物的疗效和不良反应、感染等进行观察。

3. 能综合运用口腔护理、皮肤护理、尿标本留取、腹围测量等护理操作对肾病综合征患儿实施护理。

4. 能对家长进行低盐饮食、预防感染及常用口服药注意事项等实施健康教育。

5. 能在护理过程中进行合理、有效的团队合作与分工。

6. 能及时、恰当地与患儿家属沟通，实施人文关怀。

## 【实验准备】

1. 物品准备：治疗碗、温开水、吸水管、石蜡油棉球、棉签、手电筒、一次性口腔护理包（干棉球、镊子、弯头止血钳、弯盘、治疗巾、压舌板）、药物、尿杯、试管、清洁手套，必要时备甲苯、清洁带盖大容器、卷尺。

2. 学生课前准备：每实验小班学生平均分成 4 组，选出组长 1 人。课前通过复习、查阅文献等小组学习肾病综合征的相关知识。

## 【情境案例】

患儿马铭，男，9 岁。以“发现水肿 2 个月”为代主诉入院。2 个月前因受凉后出现水肿，主要累及双眼睑、双手，后逐渐波及颜面部及双下肢，伴咳嗽、咳痰、流涕，食欲正常，无发热、血尿、恶心、呕吐，为求进一步诊治，遂来我院，门诊以“肾病综合征？”收入院。

查体：体温 36.7 ℃，脉搏 90 次/min，呼吸 23 次/min，血压 95/59 mmHg，体重 26 kg。神志清，精神可，全身水肿，以双眼睑、双下肢为主，心肺听诊（-），腹膨隆，移动性浊音阴性，肝脾肋下未触及，双下肢指凹性水肿，关节及肢体活动自如，生殖器无畸形，病理反射未引出。

辅助检查:尿蛋白(+++),血浆总蛋白 37 g/L,白蛋白 15 g/L,血总胆固醇13.1 mmol/L,补体正常。

## 【实验内容与步骤】

(一)案例讨论

1. 情境一:今晨查房家属诉患儿出现阴囊水肿,尿量减少。

分析以下问题:

(1)该如何为患儿实施皮肤护理?

(2)少尿的判断标准是什么?

2. 情境二:医师开具医嘱。①低盐低脂饮食;②每周 2 次测量体重、腹围;③泼尼松(早 20 mg/中 15 mg/晚 15 mg)每日 3 次,口服;④氢氯噻嗪 20 mg 每日 2 次,口服;⑤螺内酯 20 mg 每日 2 次,口服。

1 周后,发现患儿颊黏膜出现乳凝块状附着物。

分析以下问题:

(1)作为该患儿的责任护士,你将如何指导患儿及家属实施低盐低脂饮食?

(2)激素的不良反应有哪些?服药注意事项有哪些?

(3)口服利尿剂期间应注意观察哪些内容?

3. 情境三:通过 2 周的住院治疗,患儿症状明显减轻,复查尿蛋白(-),即将出院,家属在与医师沟通中得知激素还要长期服用,且肾病综合征复发率较高,非常紧张。孩子也因学校即将考试,询问护士什么时候能去上学。

分析以下问题:

(1)该如何缓解家长紧张焦虑情绪?

(2)该如何解答孩子的问题?

(3)应如何指导患儿及家长出院后预防感染?

(二)学生分组

每组学生代表发言,教师点评分析。

(三)技能训练

1. 口腔护理

适应证:①高热者;②昏迷者;③禁食者;④留置胃管者;⑤口腔疾患者;⑥生活不能自理者;⑦血液病患儿。

方法与步骤:①操作者着装整洁、修剪指甲、洗手、戴口罩;②评估患儿年龄、病情、合作程度、口腔情况;③选择合适体位,颈下铺治疗巾,清点棉球数;④擦拭口唇、漱口;⑤评估口腔情况;⑥擦拭口腔;⑦根据医嘱及口腔情况涂抹药物;⑧擦干口周,撤去治疗巾,再次清点棉球数;⑨协助取舒适体位;⑩整理床单位,清理用物,洗手,记录。

2. 尿标本的采集

适应证:需要留尿化验的患儿。

方法与步骤:①操作者着装整洁、剪指甲、洗手、戴口罩;②核对患儿,并向患儿/家属沟通解释,取得配合;③戴手套,留取尿标本(婴幼儿会阴部粘贴尿液收集器,年长儿协助留取);④脱去手套,整理床单位,清理用物;⑤再次核对尿标本与检验单,送检;⑥洗手,记录。

3. 腹围测量

适应证:腹部肿瘤、腹水等患儿。

方法与步骤:①操作者着装整洁,洗手;②核对患儿,并向患儿/家属沟通解释,取得配合;③围屏风/床帘;④协助患儿平卧,暴露腹部;⑤测量腹围;⑥协助患儿穿好衣服;⑦整理床单位,清理用物;⑧洗手,记录。

## 【操作评分标准】

肾病综合征患儿的护理操作评分标准见表6-5。

**表6-5 肾病综合征患儿的护理操作评分标准**

| 项目 | 评价内容 | 分值 | 技术实施要点 | 扣分情况及存在问题 |
|---|---|---|---|---|
| 案例分析(20分) | | 4 | 临床思维清晰 | |
| | | 8 | 评估内容迅速、全面 | |
| | | 8 | 思考题回答正确,判断依据准确 | |
| 护理技能操作(48分) | 腹围测量 | 6 | 测量部位及方法正确 | |
| | | 6 | 测量结果准确并记录 | |
| | 口腔护理 | 6 | 操作前观察并评估口腔情况 | |
| | | 6 | 擦洗顺序及方法正确 | |
| | | 6 | 遵医嘱涂药,方法正确 | |
| | | 4 | 操作后清点棉球数 | |
| | | 4 | 用物处置分类正确 | |
| | 尿标本的采集 | 6 | 采集方法正确 | |
| | | 4 | 留取剂量符合要求 | |
| 人文关怀(12分) | | 4 | 态度亲切、语言恰当 | |
| | | 4 | 注意保暖及隐私保护 | |
| | | 4 | 需家长配合采集者,宣教到位 | |
| 团队合作(20分) | | 4 | 医护人员衣帽整洁,准备充分 | |
| | | 4 | 情景设计合理,模拟真切 | |
| | | 4 | 组织有序,限时内完成操作 | |
| | | 4 | 操作熟练,有无菌观念 | |
| | | 4 | 总结分析客观、全面 | |
| 总分 | | 100 | | |

## 【选择题】

1. 肾病综合征常见的并发症有 ( )

A. 水肿、感染、低蛋白血症　B. 感染、电解质紊乱、血栓形成

C. 感染、血栓形成、高血压　D. 高胆固醇血症、血栓形成、低血钠

E. 高钙血症、高钾血症、低钠血症

2. 肾病综合征最基础的病理生理改变是 ( )

A. 低蛋白血症　B. 水肿　C. 高血压

D. 血尿　E. 大量蛋白尿

3. 肾病综合征反复发作,可使用 ( )

A. 泼尼松　B. 抗生素　C. 利尿剂

D. 硝普钠　E. 环磷酰胺

4. 患儿,6 岁,因全身水肿,以"肾病综合征"入院。查体:阴囊水肿明显,局部皮肤紧张、变薄,透亮,患儿首要的护理措施是 ( )

A. 绝对卧床休息　B. 严格限制食物入量　C. 给予高蛋白饮食

D. 保持床单位清洁干燥　E. 用丁字带托起阴囊,保持干燥

5. 患儿,男,5 岁,因"肾病综合征"住院治疗,治疗应用糖皮质激素,出院指导中哪一项是错误的 ( )

A. 避免到公共场所　B. 不能随意停用激素　C. 可进行预防接种

D. 避免过度劳累　E. 给予营养丰富的食物

6. 患儿,女,生后 5 d,因感染用抗生素治疗,今日发现口腔内有乳凝块状附着物,诊断为鹅口疮,清洁口腔应选用 ( )

A. 2% 碳酸氢钠　B. 温开水　C. 3% 过氧化氢溶液

D. 1% 依沙吖啶溶液　E. 0.9% 氯化钠溶液

7. 腹围正确的测量方法 ( )

A. 排尿后平卧,用软尺经脐绕腹 1 周

B. 排尿后平卧,用软尺绕腹 1 周

C. 排尿后平卧,用软尺经两髂前上棘绕腹 1 周

D. 排尿后平卧,用软尺经两侧肋弓下缘绕腹 1 周

E. 排尿后平卧,用软尺经上腹部绕腹 1 周

8. 正确留取 24 h 尿标本的方法 ( )

A. 早上 7 时至次晨 7 时最后一次尿

B. 晚上 7 时至第 2 天晚上 7 时最后一次尿

C. 早上 7 时排空膀胱,将尿弃去,然后开始留尿,直至次晨 7 时最后一次尿收回

D. 早上 8 时至次晨 8 时最后一次尿

E. 晚上 8 时至第 2 天晚上 8 时最后一次尿

9. 患儿,女,7 岁,近 1 周来发热、寒战、尿频、腰痛,医嘱留取尿标本,下列关于尿培养的描述不正确的有 ( )

A. 应留取中段尿做培养

B. 若培养菌落计数大于 $10^5$/mL 可确诊

C. 留取尿标本时先用肥皂将外阴清洗干净

D. 用 0.05% 的苯扎溴铵冲洗会阴 2 次后留取

E. 若 30 min 未留到尿液，需再次消毒会阴

10. 患儿，男，10 岁，诊断为肾病综合征，家长长期给予其低盐饮食，近 3 d 来患儿感觉乏力，反复呕吐，食欲差，精神萎靡，近日突然出现抽搐 1 次，最可能的原因是　(　　)

A. 颅内感染　　B. 低钠血症　　C. 低钙血症

D. 低镁血症　　E. 脑血栓形成

## 【评判性思考】

1. 一肾病综合征患儿，住院给予激素治疗，1 h 前患儿突然出现剧烈腰痛、肉眼血尿、少尿，应考虑什么问题？如何预防？

2. 如何判断使用激素治疗的肾病综合征患儿对激素是否敏感？

3. 肾病综合征患儿肾组织活检穿刺前后应如何做健康宣教？

4. 留取 24 h 尿液检查尿蛋白时，加入甲苯的量是多少？加甲苯的目的是什么？

# 项目六　急性白血病患儿的护理

## 【实验学时】

3 学时。

## 【实验类型】

综合型实验。

## 【学习目标】

1. 能应用临床思维方法对急性白血病患儿进行护理评估和病情分析，能判断急性白血病患儿存在的护理问题和潜在风险。

2. 能综合运用冷热疗法、静脉穿刺、静脉输血等基础护理操作对急性白血病患儿实施护理。

3. 能在护理过程中合理、有效地团队合作与分工。

4. 能及时、恰当地与患儿家属沟通，实施人文关怀。

## 【实验准备】

1. 物品准备：1∶1 000 肾上腺素、棉球、体温计、降温用物、静脉采血用物、静脉输血用物等。

2. 学生课前准备：每实验小班学生平均分成 4 组，选出组长 1 人。课前通过复习、查阅文献等小组学习强化急性白血病患儿护理的相关知识。

## 【情境案例】

患儿王小二，女，9 岁。以“间断发热伴左下肢疼痛 13 d，发现血象异常 3 d”为代主诉入院。13 d 前患儿无明显诱因出现发热，热峰 39.2 ℃，伴左下肢疼痛，呈阵发性，可耐受，具体性质描述不详，无头晕、鼻塞、咳嗽、腹泻等症状，未就诊，自行口服“小儿氨酚黄那敏颗粒”治疗（具体不详），1 d 后体温恢复正常，仍有左下肢阵发性疼痛。3 d 前再次无明显诱因出现发热，热峰达 38.7 ℃，伴左下肢疼痛，至当地查血常规：白细胞 $49\times10^9$/L，血红蛋白 86 g/L，血小板 $57\times10^9$/L。转至市医院就诊，诊断为“白血病”，予以对症治疗，体温恢复正常，偶有阵发性疼痛。建议转至上级医院诊治，遂来我院。门诊以“白血病”为诊断收入我科。自发病以来，患儿神志清，精神尚可，体温 37.4 ℃，睡眠可，大小便正常，饮食欠佳，口唇面色稍苍白，全身皮肤有散在陈旧色瘀斑，遵医嘱给予书面告病危，一级护理，心电监护，血尿粪常规、肝肾功能、血凝、传染病 4 项检查，止血药物应用，补充液体。

## 【实验内容与步骤】

（一）案例讨论

1. 患儿初入病房，护士如何给患儿及其家长进行健康宣教？

学生分组，每组选4位同学进行角色扮演，1名护士、2名家属、1名患儿，分别进行评析。

2. 如何为该患儿进行专科体格检查？

2名同学进行角色扮演，1名患儿、1名病房责任护士，进行儿科体格检查练习。讨论并评析。

3. 情境一：该患儿在病房出现鼻出血不止。医生给予口头医嘱“1∶1 000肾上腺素浸润棉球填塞，冰块冷敷”。患儿及家属十分紧张，护士讲解注意事项。

分析以下问题：

（1）护士应如何讲解注意事项使患者及家属更易懂？

（2）护士在进行棉球填塞及冰块冷敷时应注意什么？

（3）团队协作是否协调、有序？能否发挥每个成员的能力？

4. 情境二：护士巡视病房，测量患儿体温38.3 ℃。医生临时医嘱给予物理降温。

分析以下问题：

（1）此时护士可采取哪些降温方式？

（2）物理降温时有哪些注意事项？

5. 情境三：遵医嘱给予急查血常规，血常规结果提示患儿白细胞$55.00\times10^9/L$，血红蛋白68 g/L，血小板$25\times10^9/L$。遵医嘱给予申请输注红细胞1 U。红细胞取回后，随即进行红细胞输注。

分析以下问题：

（1）护士的护理操作是否规范？

（2）输注红细胞的注意事项有哪些？

（3）此时护士应向家属讲解哪些注意事项？

（二）学生分组

每组学生代表发言，教师点评分析。

（三）技能训练

1. 小儿静脉采血

适应证：用于临床血液学检查。

方法与步骤：①护士着装整洁、修剪指甲、洗手、戴口罩；②携用物至床旁，核对床号、姓名，向患儿及家长解释采血目的及注意事项；③洗手、选择穿刺部位、消毒待干；④再次核对患儿信息；⑤穿刺采血；⑥采血后核对采血标签、床头卡、腕带，按要求正确处理血标本；⑦终末处理，洗手，整理床单位。

2. 小儿静脉输血

适应证：各种原因引起的大出血、贫血或低蛋白血症、严重感染、凝血功能障碍者。

方法与步骤:①护士着装整洁、修剪指甲、洗手、戴口罩;②携用物至床旁,与另一护士一起再次核对床号、姓名、腕带信息、血型、血液有效期、配血试验结果以及保存血的外观,向患儿及家长解释输血目的、方法及注意事项;③建立静脉通道,输入少量生理盐水;④摇匀血液,连接血袋进行输血,控制和调节滴速;⑤输血完毕后整理用物,洗手,记录。

## 【操作评分标准】

急性白血病患儿的护理操作评分标准见表6-6。

**表6-6 急性白血病患儿的护理操作评分标准**

| 项目 | 评价内容 | 分值 | 技术实施要点 | 扣分情况及存在问题 |
|---|---|---|---|---|
| 案例分析(20分) | | 4 | 临床思维清晰 | |
| | | 8 | 制定病情紧急预案迅速、全面 | |
| | | 8 | 思考题回答正确 | |
| 护理技能操作(52分) | 鼻出血处理 | 4 | 体位摆放正确 | |
| | | 6 | 遵医嘱给药,操作无误 | |
| | | 8 | 按压手法正确 | |
| | 物理降温处理 | 4 | 保护患者隐私 | |
| | | 8 | 部位、方法无误 | |
| | 病情观察 | 4 | 记录出血,止血情况 | |
| | | 8 | 生命体征测量 | |
| | 输注红细胞 | 6 | 核对无误,操作规范 | |
| | | 4 | 记录输血情况 | |
| 人文关怀(8分) | | 4 | 态度亲切、语言恰当 | |
| | | 4 | 宣教内容正确 | |
| 团队合作(20分) | | 4 | 医护人员着装整洁,准备充分 | |
| | | 4 | 情景设计合理,模拟真切 | |
| | | 4 | 组织有序,限时内完成操作 | |
| | | 4 | 操作熟练,有无菌观念 | |
| | | 4 | 总结分析客观、全面 | |
| 总分 | | 100 | | |

## 【选择题】

1. 急性白血病患儿贫血的主要原因是（　　）
   A. 骨髓造血干细胞受抑制　B. 脾功能亢进　C. 红细胞寿命缩短
   D. 铁利用不良　E. 出血
2. 确诊白血病最可靠的依据是（　　）
   A. 血常规　B. 骨髓检查　C. 免疫学检查
   D. 组织化学染色　E. 影像学检查
3. 急性白血病患儿出血的主要原因是（　　）
   A. 血小板减少　B. 白血病细胞浸润血管壁　C. 血管损伤
   D. 纤维蛋白溶解　E. 肝生成凝血物质减少
4. 下列有关急性白血病患儿护理措施描述错误的是（　　）
   A. 患儿需要卧床休息,但一般不需要绝对卧床
   B. 给予高蛋白、高维生素、高热量饮食
   C. 高热患儿遵医嘱给予酒精擦浴
   D. 有黏膜真菌感染的患儿可用氟康唑涂擦患处
   E. 免疫功能低下的患儿避免预防接种
5. 急性白血病细胞浸润的症状和体征不包括（　　）
   A. 面色苍白　B. 肝、脾、淋巴结肿大　C. 骨痛
   D. 绿色瘤　E. 脑脊液离心涂片找到白血病细胞

## 【评判性思考】

1. 健康宣教是否全面?
2. 患儿存在哪些护理问题？护理措施又是什么?
3. 针对不同文化背景的患儿家长,如何达到更好的护患交流效果?

# 项目七　先天性心脏病患儿的护理

## 【实验学时】

3 学时。

## 【实验类型】

综合型实验。

## 【学习目标】

1. 能应用临床思维方法对法洛四联症患儿进行护理评估和病情分析，能正确判断法洛四联症患儿存在的护理问题和潜在风险。

2. 能在患儿发生危急情况时实施快速、及时、正确、合理的救护。

3. 能综合运用心电监护、鼻导管吸氧、静脉穿刺等基础护理操作。

4. 能在护理中进行合理、有效的团队合作与分工。

5. 能及时、恰当地与患儿家属沟通，实施人文关怀。

## 【实验准备】

1. 物品准备：心电监护仪、吸氧装置、急救车、急救箱、静脉输液用物等。

2. 学生课前准备：每实验小班学生平均分成 4 组，选出组长 1 人。课前通过复习、查阅文献等小组学习强化先天性心脏病患儿护理的相关知识。

## 【情境案例】

患儿张因，女，10 个月。以“咳嗽 10 d、加重伴呼吸困难 9 d”为代主诉入院。10 d 前无明显诱因出现咳嗽，伴鼻塞，家属自行给予患儿口服药物（不详?），效果欠佳，9 d 前咳嗽加重，伴呼吸困难，急诊以“重症肺炎，法洛四联症”为诊断收入院。查体：体温 36.9 ℃，脉搏 134 次/min，呼吸 32 次/min，精神反应差，双肺听诊呼吸音粗，患儿唇、口腔黏膜，指（趾）等部位青紫明显。胸廓轻度畸形，心前区稍膨隆，心尖冲动弥散，心浊音界扩大，胸骨左缘第 2 ~4 肋间可闻及收缩期（Ⅱ ~ Ⅲ）/6 级喷射样杂音，家属诉患儿常喜膝胸卧位，被抱起时双下肢呈屈曲状。遵医嘱给予重症监护、心电监测、鼻导管吸氧，并给予抗炎平喘药物治疗及压缩雾化吸入，完善相关辅助检查。

## 【实验内容与步骤】

（一）案例讨论

1. 患儿初入病房，护士如何接诊患儿及其家长？

学生分组，每组选 4 位同学进行角色扮演，1 名护士、2 名家属、1 名患儿，分别进行评析。

2. 如何为该患儿进行专科体格检查？

2 名同学进行角色扮演，1 名患儿、1 名病房责任护士，进行儿科体格检查练习。讨论并评析。

3. 情境一：患儿入院时呼吸困难明显，面色发绀，精神反应极差，医生下达医嘱，给予患儿行“心电监护”。

分析以下问题：

（1）护士将如何使用心电监护仪？

（2）如何根据患儿年龄及病情设置心电监护仪的报警参数？

4. 情境二：患儿以膝胸卧位入睡，患儿妈妈担心其不舒服，遂将患儿改为仰卧位睡觉。

分析以下问题：此时护士应重点指导家长哪方面的知识？

5. 情景三：患儿呼吸困难明显，遵医嘱要给予患儿鼻导管吸氧。

分析以下问题：给予患儿鼻导管吸氧，应如何操作？

6. 情景四：因患儿病情危重，随时可能发生病情变化，值班护士需要给患儿迅速建立静脉通道，以便及时用药。

先天性心脏病患儿的护理

分析以下问题：

（1）如何进行留置针操作？

（2）患儿在输液时大哭不止，值班护士发现液体不滴，患儿输液处皮肤肿胀，此时护士应该怎么做？

7. 情景五：经过 3 周积极治疗，患儿肺炎好转，准备出院。患儿家长询问“孩子如果缺氧发作时应该怎么办”。

分析以下问题：

（1）此时护士如何回答患儿家长的问题，实施人文关怀？

（2）请帮助护士制订出院健康教育计划。

（二）学生分组

每组学生代表发言，教师点评分析。

（三）技能训练

1. 心电监护仪的使用方法

适应证：需要监测心率、呼吸、血压、血氧饱和度等生理参数的患者。

方法与步骤：①自身准备，洗手、戴口罩；②根据医嘱准备用物，湿纱布或患儿毛巾、电极、心电监护仪；③确认患儿身份，根据实际情况解释目的；④皮肤准备，清洁皮肤；

⑤打开心电监护仪电源，正确粘贴电极，正确放置袖带，正确放置氧饱和度探头；⑥根据实际情况是否需要调整时间选择正确无创测压模式调波幅、波形、波速报警设置，如 ECG、BP、$SpO_2$、R 等；⑦监护仪各连接线放置合理，体现人文关怀；⑧做好宣教，连接线避免牵拉，监护仪旁不要放置水、手机等，按钮不要随意调，连续报警时按呼叫铃；⑨用物处置，清水擦拭导联线监护仪，屏幕用无水酒精擦拭，必要时特殊处理。

2. 鼻导管吸氧

适应证：需要提高氧气分压，改善组织缺氧的患儿。

方法与步骤：①洗手，备齐用物；②装吸氧装置，检查有无漏气；③湿化瓶内装1/3～2/3 蒸馏水（或白开水）与氧气装置连接，连接氧气管；④用棉签清洁鼻孔；⑤将鼻导管沾水润滑后自鼻孔轻轻插至鼻咽部，长度约是鼻尖到耳垂的 2/3；⑥调节氧气流量，检查氧气是否通畅，连接鼻导管；⑦核对患儿床号、姓名；⑧用胶布固定鼻导管于鼻翼两侧，用别针固定胶皮管于患儿肩部衣服上观察有无呛咳等情况；⑨记录吸氧时间、签全名。

3. 静脉留置针

适应证：抢救患儿、需要长期静脉输液的患儿。

方法与步骤：①着装规范、洗手、戴口罩，评估患儿病情、血管情况、自理程度、合作程度、治疗计划并解释。②核对医嘱，准备用物。③核对：检查生理盐水、浓度、剂量、性质、有效期、有无沉淀混浊，检查注射器，抽取生理盐水 5 mL，连接留置针，初排气。④携用物至床旁，协助患儿取舒适体位，准备无菌透明敷料，选静脉，消毒液消毒穿刺点皮肤（直径 >8 cm）；结扎止血带，再次消毒皮肤。⑤去掉留置针护针帽，松动外套管（旋转针芯），再次排气；嘱患儿握拳，绷紧皮肤，持针翼以 15°～30°角进针，见回血后降低角度（5°～10°）再进针 0.2 cm，一手退针芯，另一手将软管全部送入血管；抽吸注射器，观察是否通畅，松止血带，松拳。⑥透明敷料以穿刺点为中心固定。将针尖斜面留在肝素帽内，冲管后余 0.5 mL，边推封管液边拔针，用夹子卡住延长管，固定延长管；注明穿刺时间、穿刺者姓名。⑦协助患儿取舒适体位，整理床单位，使用快速手消毒进行手消毒，推治疗车返回治疗室，整理用物，分类放置，洗手记录。

## 【操作评分标准】

先天性心脏病患儿的护理操作评分标准见表 6-7。

**表 6-7　先天性心脏病患儿的护理操作评分标准**

| 项目 | 评价内容 | 分值 | 技术实施要点 | 扣分情况及存在问题 |
| --- | --- | --- | --- | --- |
| 案例分析（20 分） | | 4 | 临床思维清晰 | |
| | | 8 | 制定病情紧急预案迅速、全面 | |
| | | 8 | 思考题回答正确 | |

续表 6-7

| 项目 | 评价内容 | 分值 | 技术实施要点 | 扣分情况及存在问题 |
|---|---|---|---|---|
| 护理技能操作（48 分） | 心电监护 | 6 | 电极片贴放位置正确 | |
| | | 4 | 正确调节报警参数 | |
| | | 4 | 血压袖带位置正确 | |
| | 鼻导管吸氧 | 4 | 氧流量调节正确 | |
| | | 4 | 鼻导管插入深度正确 | |
| | | 4 | 操作顺序无误 | |
| | 建立静脉通路 | 4 | 选择合适的血管 | |
| | | 6 | 穿刺手法正确 | |
| | | 4 | 符合无菌操作原则 | |
| | 病情观察 | 4 | 生命体征测量 | |
| | | 4 | 观察患儿有无缺氧发作情况 | |
| 人文关怀（12 分） | | 4 | 态度亲切、语言恰当 | |
| | | 4 | 沟通有效 | |
| | | 4 | 宣教内容正确 | |
| 团队合作（20 分） | | 4 | 医护人员衣帽整洁，准备充分 | |
| | | 4 | 情景设计合理，模拟真切 | |
| | | 4 | 组织有序，限时内完成操作 | |
| | | 4 | 操作熟练，有无菌观念 | |
| | | 4 | 总结分析客观、全面 | |
| 总分 | | 100 | | |

## 【选择题】

1. 法洛四联症患儿喜蹲踞主要是由于蹲踞　（　　）
   A. 缓解漏斗部肌肉痉挛　B. 减少心脑等重要脏器的氧耗
   C. 使劳累及气促缓解
   D. 增大体循环阻力，减少右向左分流及回心血量
   E. 减小体循环阻力，增加右向左分流及回心血量
2. 法洛四联症患儿青紫轻重程度决定丁　（　　）
   A. 室间隔缺损程度　B. 卵圆孔是否关闭　C. 肺动脉狭窄程度
   D. 右心室增大程度　E. 主动脉骑跨程度
3. 下列属于右向左分流型的先天性心脏病是　（　　）
   A. 法洛四联症　B. 室间隔缺损　C. 房间隔缺损
   D. 主动脉狭窄　E. 动脉导管未闭

4. 下列不属于法洛四联症畸形的是 （　　）

A. 室间隔缺损　　B. 肺动脉狭窄　　C. 主动脉骑跨

D. 右心室肥厚　　E. 房间隔缺损

5. 典型法洛四联症心脏 X 射线的改变是 （　　）

A. “靴形”心　　B. 右心房、右心室增大　　C. 左心房、左心室增大

D. 右心房、左心室增大　　E. 左心房、左心室、右心室

6. 关于心电监测的意义，哪项是错误的 （　　）

A. 持续显示心电活动　　B. 持续监测心率　　C. 及时判断心律失常

D. 持续观察 ST 段与 T 波改变，及时观察心肌损害与缺血及电解质紊乱情况

E. 持续显示吸氧浓度

7. 下列排除心电监护干扰因素的措施哪项是错误的 （　　）

A. 清理患儿皮肤，保持皮肤良好导电性

B. 各种接头及电极与皮肤接触良好，使传导良好

C. 使患儿适当紧张，以观察肌颤引起的细小而不规则的波动

D. 尽量保持患者安静，呃逆和呼吸使膈肌运动增加，基线不稳

E. 接好地线，防止交流电干扰

8. 下列哪项是经皮血氧（脉搏血氧饱和度、$SpO_2$）过低的影响因素 （　　）

A. 肢体温度略高　　B. 环境温度过高　　C. 微微出汗

D. 末梢循环不良　　E. 腹泻无脱水

9. 关于应用心电监护前患儿皮肤的处理，下列哪项是错误的 （　　）

A. 选择皮肤无破损，无任何异常

B. 用酒精、中性肥皂和水溶液彻底清洁皮肤，确保去除所有的油脂残留物

C. 彻底干燥皮肤

D. 选肌肉比较多的部位

E. 轻轻擦拭该部位皮肤，去除死皮细胞

10. 应用心电监护的注意事项下列哪项是错误的 （　　）

A. 使用过程中不要碰撞及拉扯探头及导线，以防影响监测效果

B. 医护人员会定时观察各项指标并记录

C. 当感觉到袖带发紧时，说明此时开始测量血压，袖带高于心脏水平

D. 遇到报警医护人员应及时赶来，进行处理

E. 电极片粘贴部位的皮肤出现异常情况应给予处理

11. 关于静脉留置针操作正确的是 （　　）

A. 穿刺成功后先抽出针芯

B. 用胶布固定牢固再用无菌透明膜封闭

C. 在透明膜上注明穿刺日期

D. 如局部有轻度红肿可继续使用，不必拔管

E. 进行血压测量时不可在置有留置针的一侧肢体

12. 患儿留置针留置的时间一般是 （　　）

A. 12 ~24 h　　B. 24 ~36 h　　C. 36 ~48 h
D. 48 ~72 h　　E. 72 ~96 h

## 【评判性思考】

1. 患儿可能还存在哪些潜在的护理问题?

2. 经过心脏外科会诊,患儿肺炎好转后可进行手术,手术之前护理人员需要准备什么?

3. 术后为了预防患儿出现感染,护士应该怎么做?

4. 患儿家属非常焦虑,针对不同文化背景的患儿家长,如何达到更好的护患交流效果?

# 选择题参考答案

## 模块一

项目一

1. E　2. C　3. E

项目二

1. D　2. B　3. C　4. B

项目三

1. C　2. C　3. B　4. D　5. A

项目四

1. B　2. A

项目五

1. B　2. A　3. D　4. A　5. E

项目六

1. A　2. C　3. C　4. D　5. B

## 模块二

项目一

1. E　2. C　3. B　4. D　5. E

项目二

1. E　2. A　3. E　4. D　5. E

项目三

1. BCD　2. C

项目四

1. A　2. D

## 模块三

项目一

1. D　2. D　3. B　4. C　5. A

项目二

1. B　2. A　3. E　4. B　5. B

项目三

1.E　2.C

项目四

1.C　2.E　3.B　4.E

项目五

1.E　2.C　3.D　4.A　5.A　6.B

项目六

1.D　2.D　3.E

## 模块四

项目一

1.B　2.A

项目二

1.A　2.D

项目三

1.C　2.D　3.A　4.C

项目四

1.B　2.E　3.E　4.A

## 模块五

项目一

1.C　2.B　3.B　4.A　5.A　6.B　7.A　8.D　9.A　10.E

项目二

1.E　2.C　3.B　4.E

项目三

1.D　2.E　3.A　4.C

项目四

1.B　2.A　3.E

项目五

1.D　2.E　3.B　4.D　5.A

## 模块六

项目一

1.E　2.C　3.D　4.D　5.D　6.B

项目二

1.A　2.B　3.A　4.B　5.C　6.A　7.E

项目三

1.B　2.A　3.C　4.C　5.E

项目四

1. D 2. B 3. A 4. A 5. C 6. D 7. D 8. B 9. B 10. C

项目五

1. E 2. B 3. E 4. E 5. C 6. A 7. A 8. C 9. D 10. B

项目六

1. A 2. B 3. A 4. C 5. A

项目七

1. D 2. C 3. A 4. E 5. A 6. E 7. C 8. D 9. D 10. C 11. D 12. E

# 参考文献


[1]崔焱,仰曙芬.儿科护理学[M].6版.北京:人民卫生出版社,2017.

[2]张琳琪,王天有.实用儿科护理学[M].北京:人民卫生出版社,2018.

[3]王薇,杜钦霞.新生儿科临床护理评价指导[M].北京:人民军医出版社,2013.

[4]李冰,朱江.护理技能操作标准与语言沟通[M].北京:人民军医出版社,2009.

[5]楼建华,沈南平.儿科护理[M].北京:人民卫生出版社,2012.

[6]中华护理学会儿科专业委员会.婴幼儿护理操作指南[M].北京:人民卫生出版社,2018.

[7]吴本清.新生儿危重症监护诊疗与护理[M].北京:人民卫生出版社,2009.

[8]于海红,黄力毅,张玉兰,等.儿科护理学实践与实习指导[M].北京:人民卫生出版社,2016.

[9]李映兰,王爱平.护理综合实训[M].北京:人民卫生出版社,2018.

[10]楼建华.儿科护理操作指南[M].上海:上海科学技术出版社,2012.

[11]陈荣华,赵正言,刘湘云.儿童保健学[M].南京:江苏科学技术出版社,2017.

[12]王玲.儿童重症护理与操作技术[M].郑州:河南科学技术出版社,2017.

[13]陈燕惠.儿科临床常用量表速查手册[M].北京:化学工业出版社,2018.

[14]叶鸿瑁,虞人杰,王丹华,等.中国新生儿复苏指南(2016年北京修订)[J].中国新生儿科杂志,2016,31(4):241-246.

[15]王卫平,孙锟,常立文.儿科学[M].9版.北京:人民卫生出版社,2018.

[16]熊莉娟,吴丽芬,李力.儿科护理操作规范及评分标准[M].武汉:湖北科学技术出版社,2015.